医药高等院校案例版教材

供高等职业教育护理、助产等医学相关专业使用

传染病护理学

（第2版）

主　编　张　昕

副主编　刘英莲

编　者　（按姓氏汉语拼音排序）

陈典洁　中国人民解放军总医院第五医学中心
陈珍珍　漳州卫生职业学院
蒋　莉　广西医科大学护理学院
刘英莲　淄博职业学院
宁　婷　广西医科大学附设玉林卫生学校
徐爱秋　四川护理职业学院
杨玉萍　安徽中医药高等专科学校附属医院
张　昕　中国人民解放军总医院第五医学中心

科学出版社

北　京

内 容 简 介

本教材包括总论、病毒性传染病患者的护理、细菌性传染病患者的护理、其他病原体传染病患者的护理及实训五部分，系统介绍了传染病护理的基本理论、基本知识、基本技能。本版教材在延续第 1 版教材内容的同时，在总论部分增加了新发感染病的概念及影响因素，新增了新型冠状病毒肺炎、鼠疫的护理等内容，在实训中增加了穿、脱防护服，戴、摘防护口罩等内容。因传染病具有地方性、季节性等特点，各校可根据实际情况选修相应的教学内容。

本教材可供高等职业教育护理、助产等医学相关专业教师和学生使用。

图书在版编目（CIP）数据

传染病护理学 / 张昕主编 . —2 版 . —北京：科学出版社，2022.10
医药高等院校案例版教材
ISBN 978-7-03-072208-9

Ⅰ . ①传…　Ⅱ . ①张…　Ⅲ . ①传染病 – 护理学 – 医学院校 – 教材
Ⅳ . ① R473.5

中国版本图书馆 CIP 数据核字（2022）第 074892 号

责任编辑：丁海燕 / 责任校对：杨　赛
责任印制：赵　博 / 封面设计：涿州锦晖

科学出版社 出版
北京东黄城根北街 16 号
邮政编码：100717
http://www.sciencep.com
北京建宏印刷有限公司印刷
科学出版社发行　各地新华书店经销
*
2016年 6 月第　一　版　开本：850×1168　1/16
2022年10月第　二　版　印张：8 1/2
2025年 1 月第十一次印刷　字数：258 000
定价：64.80元
（如有印装质量问题，我社负责调换）

前 言

Preface

党的二十大报告指出："培养造就大批德才兼备的高素质人才，是国家和民族长远发展大计。"教材是教学内容的重要载体，是教学的重要依据、培养人才的重要保障。本次教材编写旨在贯彻党的二十大报告精神和党的教育方针，落实立德树人根本任务，坚持为党育人、为国育才。

在人类历史的长河中，传染病不仅威胁着人类的健康和生命，而且深刻影响着社会经济的发展。近年来暴发的新型冠状病毒肺炎、埃博拉出血热、寨卡病毒病疫情，不仅使人们对传染病的认识发生了深刻变化，也对临床医护人员提出了新的更高要求。

"传染病护理学"是研究传染病临床护理理论与实践相结合的一门学科，是传染病防治工作的重要组成部分。《传染病护理学》的编写紧扣高职高专护理专业人才培养方案，以通过国家护士执业资格考试及实用性为基础，以临床需求为导向，以技能培养为目标，严格遵循"三基"（基本理论、基本知识、基本技能）、"五性"（思想性、科学性、先进性、启发性、适用性）、"三特定"（特定的对象、特定的要求、特定的限制）的教材编写原则，注重培养学生的临床思维、评判性思维、实践技能及对传染病的自我防护意识，适合高等职业教育护理、助产专业使用。

本教材参考、融合了同类教材的编写特点，传承上一版教材的精髓，保留了按护理程序编写的模式，与前置课程有机衔接，保持整套教材的完整性。同时，新增了医者仁心、链接等内容，拓宽知识面，体现人文关怀；精简和新增了部分章节，以突出学习为重点，根据近年国家卫健委发布的应对疫情的文件精神和国家教育部发布的专业教学标准进行修订，锤炼内容；增加了护士执业考试模拟题，补充了近年学科新进展，使之更加突出对学生能力的培养，实用且新颖。

在科学出版社的组织、协调和帮助下，来自三甲医院及高等医学院校的具有丰富临床实践经验及教学经验的八名编者共同参与了本教材的编写。在编写过程中，编者们多次开会讨论、研究、反复修改稿件，付出了大量心血。

由于传染病研究的进展日新月异，临床护理理念、护理模式不断更新，编者水平有限，教材中可能存在不尽完善之处，恳请各校师生在使用教材过程中提出宝贵的意见和建议，以便再版时修正。

编 者

2023年5月

配 套 资 源

欢迎登录“中科云教育”平台，**免费**数字化课程等你来！

“中科云教育”平台数字化课程登录路径

电脑端

- 第一步：打开网址 http://www.coursegate.cn/short/XPBFK.action
- 第二步：注册、登录
- 第三步：点击上方导航栏“课程”，在右侧搜索栏搜索对应课程，开始学习

手机端

- 第一步：打开微信“扫一扫”，扫描下方二维码
- 第二步：注册、登录
- 第三步：用微信扫描上方二维码，进入课程，开始学习

PPT 课件，请在数字化课程中各章节里下载！

目　录

Contents

第1章 总　论

第1节 概　述

一、传染病的概念及对人类的危害

传染病（communicable disease）是具有传染性和免疫性等特点，通过一定的传播途径进行播散，在一定条件下可造成流行的一种特殊类型的感染病。感染性疾病（infectious disease）是指由病原体感染所致的疾病，包括传染病和非传染性感染性疾病。病原体是可造成人或动物感染疾病的微生物（包括细菌、病毒、立克次体、真菌）和寄生虫或微生物重组体（包括杂交体或突变体）。感染性疾病不一定有传染性，传染病一定有传染性。

在人类历史上，鼠疫（黑死病）、霍乱等烈性传染病给人类带来了巨大的灾难。鼠疫首次流行死亡总人数近1亿。西班牙流感于1918年7月底暴发，造成了2千万至4千万人死亡。1957年至今已经暴发5次流感大流行。自1817年至今，发生了7次霍乱大流行，造成了人员的大面积死亡。

随着科学的发展，许多对人类具有严重威胁的传染病得到了有效的控制。中华人民共和国成立后，卫生条件明显改善，医药水平大幅提高，围生期保健工作不断加强，免疫接种覆盖率逐年提高，消灭了天花、脊髓灰质炎，许多传染病如白喉、百日咳、血吸虫病都得到了有效的控制。然而，人类当前面临的传染病流行与防控形势依然严峻。病毒性肝炎、结核病、狂犬病等仍然广泛存在；严重急性呼吸综合征、埃博拉出血热、新型冠状病毒肺炎（新冠肺炎）等新发传染病不断出现。人类与传染病的斗争将是一个长期的过程，因此，传染病的防治和研究工作仍是当前世界各国公共卫生工作的重要内容之一。

二、新发感染病的概念及特点

（一）基本概念和组成

新发感染病（emerging infectious disease，EID）是由新发现的种或新型病原微生物引起的感染病。起初将其翻译为“新发传染病”，在2019年出版的《感染病学名词》一书中，正式将其译为“新发感染病”。

新发感染病主要包含新发现的感染病和再发感染病。新发现的感染病是指造成地区性或国际性公共卫生问题的新识别的和以往未知的感染病。再发感染病是指传播水平已降低到不再成为公共卫生问题的感染病又重新恢复到具有流行程度传播状态的疾病。

（二）流行病学特点

1. 病原体种类复杂　有细菌、真菌、病毒、立克次体、螺旋体等，其中以病毒感染多见。
2. 传播途径多样　许多新发感染病有多种传播途径，传染性强，给防治工作带来难度。
3. 人群普遍易感　当一种新发感染病出现时，人群普遍对其缺乏免疫力，因此传播速度快、流行范围广。

4. 发现及诊断较为困难　新发感染病在流行早期缺乏有效的诊断方法和试剂，对该疾病的发现和诊断有一定的难度。

5. 不确定性　由于对新发感染病的病原体、发病机制、临床表现与传播规律认识不足，更无疫苗可以预防，新发感染病初期的控制受到一定影响，如果疾病的传染性及传播性强，则可能造成大规模的暴发或流行。

第2节　感染与免疫

一、感染的概念及构成因素

感染是人体与病原体（细菌、病毒、真菌、寄生虫等）相互作用、相互斗争的过程。引起感染的病原体可来自宿主体外，也可来自宿主体内。感染是多器官功能衰竭的最主要原因之一，而多器官功能衰竭则是未被控制的感染的最后致命表现。构成感染过程必须具备三个因素，即病原体、宿主和它们所处的环境。在漫长的生物进化过程中，病原体与宿主形成了相互依存、相互斗争的关系。宿主在斗争过程中逐步形成了特异的免疫防御机制。

二、感染过程中病原体的作用

病原体侵入人体后能否引起疾病，一方面取决于机体的免疫应答，另一方面病原体的侵袭力、毒力、数量、变异等也起重要作用。

三、感染过程中免疫应答的作用

机体的免疫应答是指抗原进入机体后，刺激免疫系统所发生的一系列复杂反应的过程，即免疫细胞识别、摄取并处理抗原，继而活化、增殖、分化、产生免疫效应的过程。可分为有利于机体抵抗病原体的保护性免疫应答和促进病理改变的变态反应两大类。保护性免疫应答包括非特异性免疫和特异性免疫两种。

（一）非特异性免疫

非特异性免疫又称固有免疫，是机体对侵入病原体的一种清除机制，非针对某一特殊病原体，亦不牵涉对抗原的识别和二次免疫应答的增强。非特异性免疫包括皮肤、黏膜、血脑屏障等天然屏障，以及吞噬细胞和体液因子。

（二）特异性免疫

特异性免疫又称获得性免疫，指经后天感染（病愈或无症状的感染）或人工预防接种（菌苗、疫苗、类毒素、免疫球蛋白等）而使机体获得抵抗感染的免疫力。一般是在微生物等抗原物质刺激后才形成的（免疫球蛋白、免疫淋巴细胞），并能与该抗原起特异性反应。特异性免疫包括体液免疫和细胞免疫。

1. 细胞免疫　T细胞接受某种抗原刺激后，经活化、增殖与分化，最终产生效应T细胞而破坏、清除相应抗原的过程。

2. 体液免疫　B细胞接受某种抗原刺激后，经活化、增殖、分化为浆细胞，并由此合成和分泌能与相应抗原结合的特异性抗体，即免疫球蛋白（immunoglobulin，Ig），继而由这种抗体清除和破坏特定抗原的过程。免疫球蛋白可分为IgM、IgA、IgD、IgE、IgG五类。IgM出现最早，持续时间短暂，是近期感染的标志；IgG随后出现，持续时间较长。

四、感染过程的表现

由于病原体与人体之间适应程度不同，双方斗争的结果也各异，因而感染过程可以出现五种不同的结局。

（一）病原体被清除

病原体被清除是指病原体进入人体后，被机体防御第一线的非特异性免疫屏障，或被体内原已具有的体液免疫与细胞免疫功能所清除的过程。

（二）隐性感染

隐性感染又称亚临床感染，是指病原体侵入人体后，仅引起机体产生特异性免疫应答，不引起或仅有轻微的组织损伤，临床上无症状、体征表现，需通过免疫学或病原学检查才能发现的感染。隐性感染过程结束后，大多数人可获得不同程度的特异性免疫，病原体被清除；少数人可转变为病原携带状态，病原体持续存在于体内。

（三）显性感染

显性感染又称临床感染，是指病原体侵入人体后，不但引起机体发生免疫应答，而且通过病原体本身的作用或机体的变态反应，导致组织损伤，引起病理改变和临床表现的感染。

（四）病原携带状态

病原体存在或寄生于体内，不引起病变或临床表现，在特殊条件下可致病或排出体外而成为传染源的状态。

（五）潜伏性感染

潜伏性感染又称潜在性感染，是指病原体潜伏于体内某些部位，既未被机体清除，又不引起明显症状、体征，如果机体免疫功能低下或有其他诱发因素则可引起显性感染。潜伏性感染期间，病原体一般不排出体外，这是与病原携带状态不同之处。潜伏性感染并不是在每种传染病中都存在。

上述感染的五种表现，隐性感染最多见，病原携带状态次之，显性感染所占比例最低，但最容易识别。这五种表现形式在一定条件下可相互转化。

第 3 节　传染病的发病机制

一、传染病的发生与发展

传染病的发生与发展都有一个共同的特征，就是疾病发展的阶段性。发病机制中的阶段性和临床表现的阶段性大多数是互相吻合的，少数有时也不一致，如伤寒第一次菌血症时还未出现临床症状，而第 4 周体温下降时，肠壁溃疡尚未完全愈合。

（一）入侵部位

病原体的入侵部位与发病机制密切相关，入侵部位要适当，病原体才能定位、生长、繁殖及引起病变，如霍乱弧菌必须经口感染，才能引起病变。

（二）机体内定位

病原体侵入人体成功后，可在入侵部位直接引起病变，如恙虫病的焦痂；也可在远离入侵部位引起病变，如肝炎病毒经口或血液入侵后引起肝损害。

（三）排出途径

各种传染病的病原体都有各自的排出途径，是传染病有传染性的主要因素。有些病原体的排出途径是单一的，如志贺菌只通过粪便排出；有些病原体排出途径有多种，如艾滋病病毒既可通过血液又可通过精液等排出；有些病原体如疟原虫只存在于血液中，只有在蚊虫叮咬或输血时才离开宿主。病原体排出体外的持续时间不同，不同传染病就有不同的传染期。

二、组织损伤的发生机制

组织损伤是疾病发生的基础，导致组织损伤的发生方式有以下三种。

（一）直接损伤

病原体借助其机械运动及所分泌的酶可直接破坏组织，如溶组织内阿米巴滋养体；可通过诱发炎症过程而引起组织坏死，如鼠疫。

（二）毒素作用

有些病原体能分泌毒力很强的外毒素，引起功能紊乱，如霍乱肠毒素；革兰氏阴性杆菌产生内毒素可引起发热、休克及弥散性血管内凝血（disseminated intravascular coagulation，DIC）等。

（三）免疫机制

大多数传染病的发病机制与免疫应答有关。有些传染病能抑制细胞免疫，如麻疹，或直接破坏T细胞，如艾滋病；大部分病原体则通过变态反应（超敏反应）导致组织损伤，其中以Ⅲ型变态反应（如肾综合征出血热）和Ⅳ型变态反应（如结核病）最为常见。

三、重要的病理生理变化

（一）发热

发热是传染病的一个重要表现，但并非传染病所特有的症状。当机体发生感染、炎症、损伤或受到抗原刺激时，病原体及代谢产物、免疫复合物、异性蛋白作用于单核吞噬细胞系统，使之释放内源性致热原，导致发热。

（二）急性期改变

感染、创伤、炎症等过程所引起的一系列急性期机体应答称为急性期改变，它出现于感染发生后几小时至几天。主要改变有蛋白质代谢改变、糖代谢改变、水电解质代谢改变、内分泌改变等。

第4节　传染病的流行过程及影响因素

传染病的流行过程就是传染病在人群中发生、发展和转归的过程。流行过程的发生需要有三个基本条件：传染源、传播途径和人群易感性。这三个环节必须同时存在，若切断任何一个环节，流行即告终止。传染病流行过程还受自然因素、社会因素的影响。

一、流行过程的基本环节

（一）传染源

传染源指病原体已在体内生长繁殖并能将其排出体外的人和动物，包括患者、隐性感染者、病原携带者和受感染的动物。

1. 患者　是大多数传染病重要的传染源。不同病期的患者其传染强度可有不同，一般情况下，以发病早期的传染性最强。

2. 隐性感染者　不易被发现，如流行性脑脊髓膜炎，隐性感染者是重要的传染源。

3. 病原携带者　病原携带者无明显临床症状而长期排出病原体，如伤寒。病原携带者有重要的流行病学意义。

4. 受感染的动物　受感染的动物是人兽共患疾病的主要传染源，如狂犬病、鼠疫、流行性乙型脑炎等。

（二）传播途径

传播途径指病原体离开传染源后，传播到达另一个易感者的途径。同一种传染病可以有多种传播途径。根据 2009 年发布的中华人民共和国卫生行业标准《医院隔离技术规范》（WS/T 311—2009），传播途径分为空气传播、飞沫传播及接触传播。根据传染病病原生物和传播媒介不同，传播途径可分为以下几种。

1. 呼吸道传播（图 1-1）　病原体由患者的口、鼻排出，以空气作为媒介，再经其他人的呼吸道吸入引起传播的方式，如麻疹、白喉、结核病和严重急性呼吸综合征等。

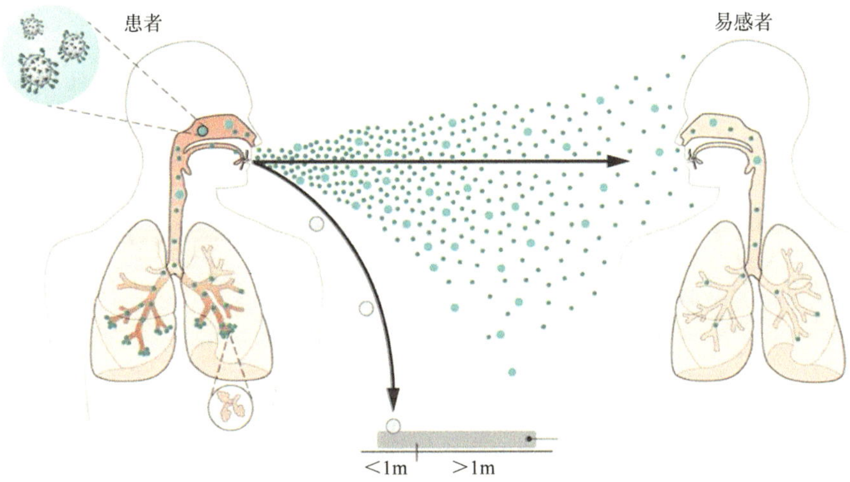

图 1-1　呼吸道传播

2. 消化道传播　病原体通过污染食物和饮水而经消化道传播的方式，如伤寒、细菌性痢疾和霍乱等。

3. 接触传播　有直接接触传播和间接接触传播两种方式。直接接触传播是指在没有任何外界因素参与下，传染源与易感者直接接触而引起疾病传播的方式，如各种性病等。间接接触传播是指易感者因接触被传染源排泄物或分泌物所污染的某些无生命的物体而引起感染造成疾病传播的方式，如布鲁氏菌病等。

4. 虫媒传播（图 1-2）　携带病原体的节肢动物通过叮咬吸血或机械携带而传播传染病的方式，包括生物性虫媒传播（如蚊传播疟疾）和机械性虫媒传播（如苍蝇传播细菌性痢疾）。

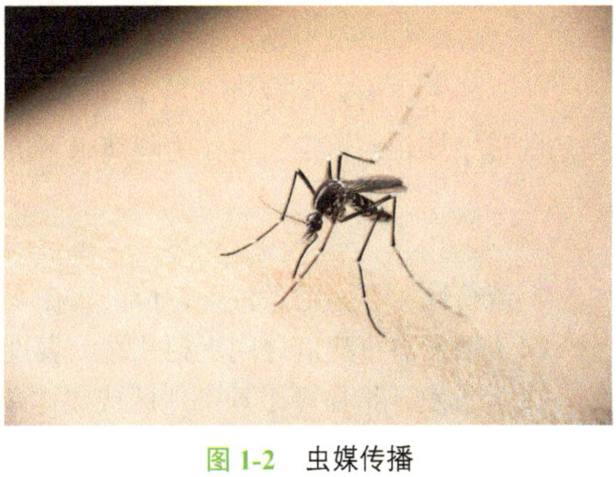

图 1-2　虫媒传播

5. 血液、体液传播　经接触带有病原体的血液、体液而感染的方式。血液传播主要是通过输血和血液制品或共用注射针头引起传播，如丙型病毒性肝炎和艾滋病等。

6. 医源性传播　在医疗、预防工作中，由于未能严格执行规章制度和操作规程，人为造成的某些传染病的传播，如乙型病毒性肝炎、艾滋病等。

7. 垂直传播　又称母婴传播，指母体内的病原体经胎盘、产道或哺乳传染胎儿或新生儿。

（三）人群易感性

人群易感性是人群作为一个整体对感染病的易感程度。判断这个程度的高低需依据该人群中个体的易感状态，取决于整个群体中易感个体所占比例和机体的免疫程度。对某种传染病缺乏特异性免疫力而容易被感染的人群称为易感人群，当易感人群的比例达到一定水平，若有传染源和合适的传播途径时，则很容易发生该传染病流行。在普遍推行人工主动免疫的情况下，可把某种传染病的易感人群水平保持很低，从而阻止传染病的流行。

二、影响流行过程的因素

（一）自然因素

地理、气象和生态等，对传染病流行过程的发生和发展都有重要作用。虫媒传染病对自然条件的依赖性尤为明显。传染病的地区性和季节性与自然因素有密切关系，某些自然生态环境为传染病在野生动物之间的传播创造了良好条件，如鼠疫、恙虫病和钩端螺旋体病等，人类进入这些地区时也可受感染。

（二）社会因素

社会因素包括社会制度、文化水平、经济状况和生活条件等。社会因素对传染源的影响表现在对动物宿主的管制和消灭、严格的国境检疫等方面；对传播途径的影响表现在饮水卫生、粪便处理、工作和居住条件的改善等；对易感人群的影响表现在广泛进行计划免疫等，从而使许多传染病得到控制和消灭。

第5节　传染病的特征

一、基本特征

（一）病原体

每种传染病都是由特定病原体引起的。特定病原体的检出在确定传染病的诊断和流行中有着重大意义。由于新技术的应用，有可能发现新的传染病病原体。

（二）传染性

传染性意味着病原体能通过某种途径感染他人，传染病患者有传染性的时期称为传染期，每种传染病的传染期相对恒定，可作为隔离患者的依据。

（三）流行病学特征

1. 流行性　在一定条件下，传染病在人群中传播蔓延的特性称为流行性。

（1）散发　指病例之间无相关性，表现为分散状态。

（2）暴发　指在一个局部地区或集体单位中，传染病病例的发病时间高度集中于一段短时间之内的现象。

（3）流行 指某传染病在某地近年来发病率显著超过该病散发性发病水平的现象。

（4）大流行 指某传染病的发病率不但超过流行水平，而且蔓延范围超出国界或洲界时的状态，如2003年的严重急性呼吸综合征大流行，2020年的新冠肺炎大流行。

2. 季节性 指某些传染病的发病率在每年的一定季节会出现升高的现象，如呼吸道传染病常发生在冬春季节，消化道传染病好发于夏秋季节。

3. 地方性 指在某些特定的自然因素和社会条件下，某些传染病仅局限在一定的地区发生，称为地方性传染病。以野生动物为主要传染源的疾病称为自然疫源性传染病，如鼠疫。存在这种疾病的地区称为自然疫源地。

（四）感染后免疫

传染病痊愈后，能产生程度不等的针对病原体及代谢产物的特异性保护性免疫。感染后免疫属于主动免疫，所产生的抗体为特异性抗体。胎儿可从母体获得抗体，属于被动免疫。不同病原体感染后免疫力的持续时间长短和强弱不同，因而可出现下列现象。

1. 再感染 指机体已被某种病原体感染后，再次被同一种病原体感染的现象，如流行性感冒、细菌性痢疾等。

2. 重复感染 指感染尚在进行中，同一种病原体再度侵袭而又感染，多见于虫媒传染病，如血吸虫病、钩虫病等。

3. 复发 指感染已进入恢复期，发热等主要症状已消失，但病原体在体内再度繁殖而使发热等主要症状再度出现的现象，见于伤寒、疟疾等。

4. 再燃 指感染已进入缓解后期，体温尚未降至正常而再度上升，症状重新出现的现象，见于伤寒、疟疾等。

二、临床特点

（一）病程发展的阶段性

急性传染病的发生、发展和转归都有一定的规律性和阶段性。一般可分为四个阶段。

1. 潜伏期 自病原体侵入机体到最早出现临床症状的时期，是诊断传染病，确定检疫期、隔离期的重要依据。各种传染病的潜伏期长短不一，但都有一个相对恒定的时间范围。

2. 前驱期 从起病至症状明显开始的时期。此期表现通常是非特异性的，如发热、头痛、乏力、食欲减退等，起病急骤者可无此期。

3. 症状明显期 前驱期之后，疾病所特有的症状和体征充分表现的时期。此期传染性较强并易出现并发症。

4. 恢复期 从消除疾病到完全复原的时期。此期体内可能还有残余病理改变（如伤寒）或生化改变（如病毒性肝炎），病原体尚未能被完全清除（如霍乱），但食欲和体力均逐渐恢复，血清中的抗体效价亦逐渐上升至最高水平。部分患者体内病原体还未完全清除，还具有传染性。某些传染病在恢复期过后，某些组织或器官功能仍长期留有的不能消失的症状、体征或功能障碍，称为后遗症，如流行性乙型脑炎等。

（二）常见症状和体征

1. 发热与热型 发热是许多传染病所共有的最常见症状。热型是传染病的重要特征之一，具有鉴别诊断意义。临床上较常见的热型有以下几种：

（1）稽留热 体温恒定地维持在39～40℃及以上的高水平达数天或数周，24小时内体温波动相差不超过1℃的发热。常见于伤寒极期。

（2）弛张热　体温常在 39℃以上，波动幅度大，24 小时内波动范围超过 2℃，但都在正常水平以上的发热。常见于败血症等。

（3）间歇热　24 小时内体温波动于高热 39℃以上与正常体温之下反复发作的发热。常见于疟疾等。

（4）回归热　体温急骤上升至 39℃或以上，持续数天后又骤然下降至正常水平，高热期与无热期各持续若干天后规律性交替一次的发热。若在病程中多次重复出现并持续数月之久时称为波状热。常见于布鲁氏菌病等。

（5）不规则热　患者体温升高无一定规律、持续时间长短不一的现象。常见于流行性感冒等。

2. 出疹　是许多传染病的特征性体征，可分为外疹（皮疹）和内疹（黏膜疹）两类。不同的传染病其出疹的性质、形态、颜色、大小、分布部位、出现时间、出疹顺序、演变、疹后有无脱屑及色素沉着都有不同，这有助于传染病的诊断和鉴别诊断。皮疹的形态可分为四类：

（1）斑丘疹（图 1-3）　斑疹是不高出皮肤、直径小于 2cm、有色素改变的皮损。丘疹是高出皮肤表面的丘形小疹，直径小于 1cm，呈界限性突起。疹色可与皮肤颜色相同，亦可发红。斑丘疹是大小介于斑疹与丘疹之间的稍隆起皮损，直径 1 ～ 2cm。

（2）瘀点瘀斑（图 1-4）　瘀点是皮肤或黏膜上的出血点，常为毛细血管壁缺陷及血小板异常等所致。直径小于 2 mm，不突出皮肤，压之不褪色。瘀点相互融合形成瘀斑，直径在 2 mm 以上。

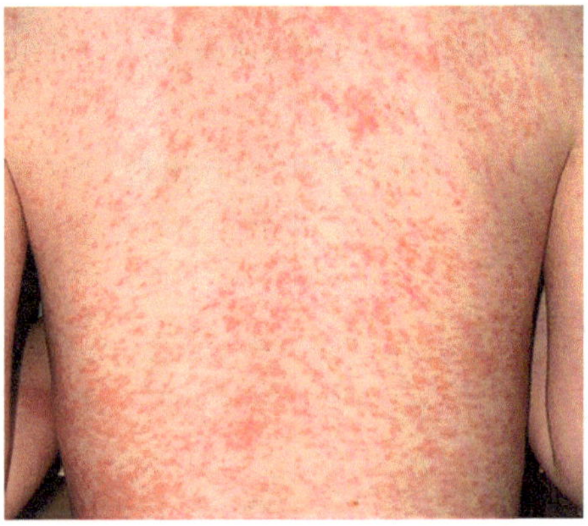

图 1-3　斑丘疹

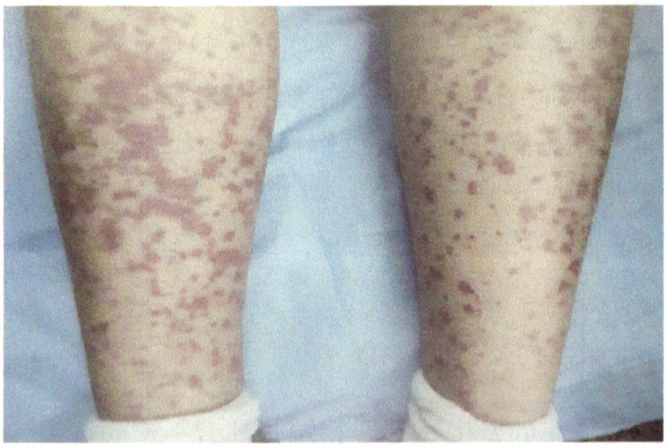

图 1-4　瘀点瘀斑

（3）疱疹（图 1-5）　常由病毒引起，高出皮面、内含液体的局限性、腔隙性皮损，如带状疱疹等。

（4）荨麻疹（图 1-6）　是由皮肤受刺激，小血管反应性扩张及渗透性增加而引起的变态反应性损害。常为一种局限性水肿反应，可呈风团样。

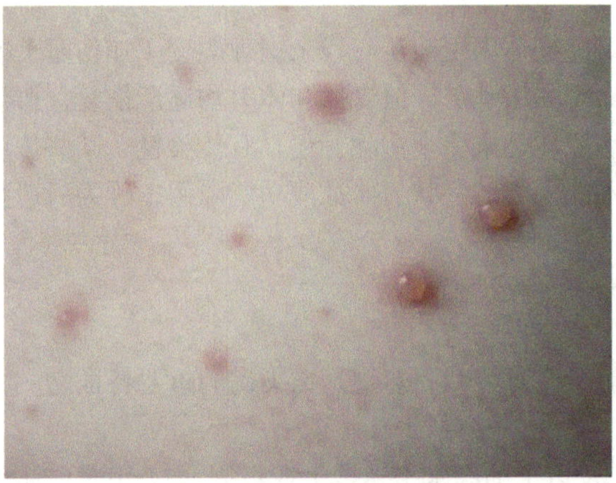

图 1-5　疱疹

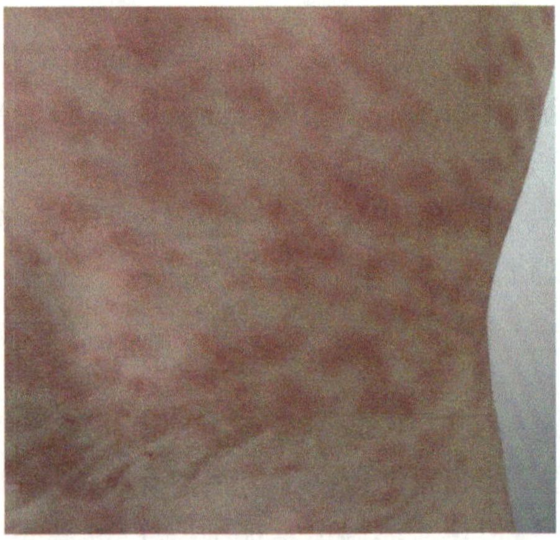

图 1-6　荨麻疹

3. 毒血症状　病原体及其毒素吸收入血后，引起各种中毒症状，可表现为毒血症、病毒血症、败血症、脓毒血症，严重者可发生感染性休克。

4. 单核吞噬细胞系统反应　在病原体及其代谢产物的作用下，单核吞噬细胞系统可出现充血、增生等反应，临床上表现为肝、脾和淋巴结肿大。

（三）临床类型

根据临床过程的长短可分为急性、亚急性和慢性传染病；按病情轻重可分为轻型、中型或普通型、重型和暴发型传染病。临床分类对传染病的治疗、隔离及护理等都有重要意义。

第 6 节　传染病的诊断与治疗原则

一、传染病的诊断原则

早期明确传染病的诊断有利于患者的隔离和治疗。传染病的诊断要综合分析下列三方面。

（一）流行病学资料

流行病学资料在传染病的诊断中占有重要的地位，包括传染病的地区分布、时间分布和人群分布。此外，了解传染病的接触史及预防接种史等，也有助于建立诊断。

（二）临床资料

全面、准确的病史询问和系统、细致的体格检查收集的临床资料，对确定临床诊断极为重要。医护人员力争在实验室检查结果报告之前能做出初步诊断，并进行适当的隔离和治疗。

（三）实验室诊断

实验室检查对传染病的诊断具有特殊意义，病原体的检出或被分离培养出来可直接确定诊断，而免疫学检查亦可提供重要依据。一般实验室检查对早期诊断也有很大帮助。

1. 一般实验室检查　包括血液、尿液、粪便常规检查和生化检查等。

（1）血常规　以白细胞计数和分类意义较大，如白细胞显著增多时多为化脓性细菌感染；革兰氏阴性杆菌感染时白细胞总数往往升高不明显甚至减少，如伤寒等；病毒性感染时白细胞总数通常减少或正常。

（2）尿常规　尿中出现蛋白、管型、红细胞及白细胞等，见于肾综合征出血热等。

（3）粪便常规　粪便中出现红细胞、白细胞、巨噬细胞或虫卵等，多见于钩端螺旋体病、细菌性痢疾等。

（4）生化检查　有助于病毒性肝炎、肾综合征出血热等诊断。

2. 病原学检查　是确诊传染病最重要的实验室检查。

（1）直接检查病原体　许多传染病可通过显微镜或肉眼检出病原体而明确诊断，如从血液或骨髓涂片中检出疟原虫；从粪便涂片中检出各种寄生虫卵或阿米巴原虫等；从脑脊液涂片中检出脑膜炎球菌；肉眼观察粪便中的绦虫节片等。

（2）分离培养病原体　细菌、真菌和螺旋体通常可用人工培养基分离培养，立克次体则需经动物接种或细菌培养才能分离出来，病毒分离一般用细胞培养。培养的标本必须新鲜，避免污染，最好在使用抗生素之前采取。标本主要取自血、尿、便、痰液、脑脊液、骨髓等。

（3）检测特异性抗原　病原体特异性抗原的检测可较快地提供病原体存在的证据，特别是在病原体难以检测或分离培养不成功的情况下。常用于检测血清或体液中特异性抗原的免疫学检查方法有凝集试验、酶联免疫吸附试验（ELISA）、酶免疫测定（EIA）、荧光抗体技术（FAT）等。

（4）检测特异性核酸　可用分子生物学检测方法，如聚合酶链反应（PCR）或反转录聚合酶链反应（RT-PCR）检测病原体核酸。

3. 特异性抗体检测　又称血清学检查，在传染病早期，特异性抗体在血清中往往尚未出现或滴度很低，而在恢复期或后期抗体滴度显著升高，故在急性期及恢复期采双份血清检测其抗体由阴性转阳性，或滴度升高4倍以上时有重要意义。特异性IgM型抗体的检出有助于现存或近期感染的诊断，特异性IgG型抗体的检出可以评价个人及群体的免疫状态。

4. 其他检查　内镜检查和影像学检查，如超声检查、计算机断层扫描（CT）、磁共振成像（MRI）等有一定的辅助诊断价值。活体组织细胞病理检查对确定诊断有重要意义。近年来，各种系统生物学技术包括基因组学（含表观遗传学）、转录组学、蛋白质组学、生物信息学技术，以及一些新发展的成像技术和手段已开始应用于传染病的研究工作。

二、传染病的治疗原则

治疗传染病的目的不仅在于促进患者康复，还在于控制传染源，防止进一步传播。要坚持综合治疗的原则，即病原治疗、对症治疗、一般及支持治疗、其他治疗。

（一）病原治疗

病原治疗也称特异性治疗，是针对病原体的治疗措施，具有抑杀病原体的作用，从而达到根治和控制传染源的目的，是传染病治疗中最重要的治疗措施。针对细菌和真菌的药物主要为抗生素；针对病毒尚无特效药物，一般为广谱抗病毒药物、抗RNA或抗DNA病毒药物；治疗寄生虫感染常用化学制剂。

（二）对症治疗

对症治疗不但可以减轻患者痛苦，还可通过调节患者各系统功能，保护重要器官，促进机体康复。如高热时采取降温措施，抽搐时使用镇静剂，休克时给予抗休克治疗等，均有利于患者渡过危险期，促进康复。

（三）一般及支持治疗

一般及支持治疗是指不针对病原而对机体采取的具有支持与保护性的治疗，包括隔离、消毒、休息、营养等。

（四）其他治疗

其他治疗包括免疫调节治疗、中医中药治疗、康复治疗等。

第7节　传染病的预防

一、传染病的预防和控制策略

（一）预防为主

预防为主是我国的基本卫生工作方针。传染病的预防就是要在疫情尚未出现前，针对可能暴露于病原体并发生传染病的易感人群采取措施，包括加强健康教育及人群免疫，改善卫生条件，这些都有助于从根本上杜绝传染病的发生和传播。

（二）传染病的全球化控制

传染病的全球化流行趋势日益体现了传染病全球化控制策略的重要性。例如针对艾滋病的全球性策略也在世界各国不同程度地展开，收到了良好效果。

二、传染病的预防和控制措施

（一）严格报告制度

传染病报告制度是早期发现、控制传染病的重要措施。根据 2013 年 6 月 29 日公布施行的《中华人民共和国传染病防治法》，该法规定的传染病分为甲类、乙类和丙类。

1. 甲类传染病　是指鼠疫、霍乱。

2. 乙类传染病　是指新型冠状病毒肺炎、传染性非典型肺炎（严重急性呼吸综合征）、艾滋病、病毒性肝炎、脊髓灰质炎、人感染高致病性禽流感、麻疹、流行性出血热（肾综合征出血热）、狂犬病、流行性乙型脑炎、登革热、炭疽、细菌性和阿米巴性痢疾、肺结核、伤寒和副伤寒、流行性脑脊髓膜炎、百日咳、白喉、新生儿破伤风、猩红热、布鲁氏菌病、淋病、梅毒、钩端螺旋体病、血吸虫病、疟疾、人感染 H7N9 禽流感。

3. 丙类传染病　是指流行性感冒、流行性腮腺炎、风疹、急性出血性结膜炎、麻风病、流行性和地方性斑疹伤寒、黑热病、包虫病、丝虫病，除霍乱、细菌性和阿米巴性痢疾、伤寒和副伤寒以外的感染性腹泻病。

对乙类传染病中传染性非典型肺炎、炭疽中的肺炭疽、新型冠状病毒肺炎，采取甲类传染病的预防、控制措施。其他乙类传染病和突发原因不明的传染病需要采取甲类传染病的预防、控制措施的，由国务院卫生行政部门及时报经国务院批准后予以公布、实施。需要解除依照前款规定采取的甲类传染病预防、控制措施的，由国务院卫生行政部门报经国务院批准后予以公布。

根据 2006 年 8 月 22 日《卫生部关于修改 < 突发公共卫生事件与传染病疫情监测信息报告管理办法 >（卫生部第 37 号令）的通知》，责任报告单位和责任疫情报告人发现甲类传染病和乙类传染病中采取甲类传染病的预防、控制措施的病人或疑似病人时，或发现其他传染病和不明原因疾病暴发时，应于 2 小时内将传染病报告卡通过网络报告；未实行网络直报的责任报告单位应于 2 小时内以最快的通讯方式（电话、传真）向当地县级疾病预防控制机构报告，并于 2 小时内寄送出传染病报告卡。

对其他乙、丙类传染病病人、疑似病人和规定报告的传染病病原携带者在诊断后，实行网络直报的责任报告单位应于 24 小时内进行网络报告；未实行网络直报的责任报告单位应于 24 小时内寄送出传染病报告卡。

（二）管理传染源

1. 传染病患者　对传染病患者做到五早：早发现、早诊断、早报告、早隔离、早治疗。患者一经诊断为传染病或可疑传染病，就应按传染病防治法规定实行分级管理。

2. 病原携带者　尽可能地在人群中检出病原携带者，进行治疗、教育、调整工作岗位和随访观察。特别是对食品制作供销人员、炊事员、保育员，应定期带菌检查。

3. 接触者　应根据该传染病的潜伏期，分别按具体情况采取检疫措施，密切观察，并适当做药物预防或预防接种。

4. 动物传染源　从事动物饲养、屠宰、经营、隔离，以及动物产品生产、经营、加工、贮藏等活动的单位和个人，应当按照国家有关规定做好病死动物、病害动物产品的无害化处理，或者委托动物和动物产品无害化处理场所处理。

（三）切断传播途径

切断传播途径通常是预防传染病的主要预防措施，包括消毒和隔离。

1. 消毒

（1）消毒的定义　消毒是指运用物理、化学、生物学方法杀灭或清除传播媒介上可能使人和动物致病的微生物的措施。消毒是切断传染病传播途径的有效措施之一，借此可以阻止、控制传染病及医院感染的发生和流行。

（2）消毒的种类

1）疫源地消毒：指对目前或曾经存在传染病及其病原体的地区进行的消毒。目的是杀灭由传染源排到外界环境中的病原生物体，切断传播途径，以防止其感染人群或动物。包括终末消毒和随时消毒。

2）预防性消毒：指对未发现传染源而对可能受到病原体污染的场所、环境、物品和人体所进行的消毒，如饮水消毒、餐具消毒、手术室消毒及医护人员手消毒等。

（3）消毒的方法

1）物理消毒法：通过机械（如流动水冲洗）、热、光、电、微波和辐射（如射线）等物理学手段对某些污染物品进行消毒的方法。其中，高压蒸气灭菌是医院最常用的消毒灭菌法。

2）化学消毒法：采用化学消毒剂进行消毒的方法。常用的化学消毒剂有含氯消毒剂、氧化消毒剂、醛类消毒剂、杂环类气体消毒剂、碘类消毒剂、醇类消毒剂及其他消毒剂。常用的方法有喷洒法、浸泡法等。

2. 隔离

（1）隔离的定义　采用科学方法和有效措施，把处于传染期的患者、可疑患者或病原携带者与其他人群分开，防止病原体从患者及携带者传播给他人。

（2）传染病区的区域划分及隔离要求　建筑布局符合隔离要求，传染病区宜相对独立，与普通病区和生活区分开。确保洁、污分开，防止因人员流程、物品流程交叉导致污染。通风系统应区域化，防止区域间空气交叉污染。配备合适的手卫生设施。一般传染病区划分为三个区域。

1）清洁区：指未与传染病患者接触、未被病原微生物污染的区域，如工作人员会议室、医护值班室、配餐室。

隔离要求：①患者及患者接触的物品不得进入清洁区；②工作人员不得穿着隔离衣、工作服、隔离鞋，不得戴口罩及帽子进入清洁区。

2）污染区：指已被患者接触、经常受病原微生物污染的区域，如外走廊、病房、患者厕所、污物处置间等。

对工作人员的隔离要求：①工作人员进入污染区需按要求穿隔离衣、戴口罩及帽子、穿工作鞋，必要时戴护目镜或防护面罩；②工作人员出入呼吸道传染病病室，要随手关门，防止病室中病原微生物污染中间环境；③工作人员的脸部不可与患者或污染物品接触，避免患者对着自己打喷嚏、咳嗽，如果出现此污染，须立即清洗消毒；④严格遵守隔离技术规定，污染的手不能触摸自己的五官及非污染物品，直接、间接接触患者或污染物品后，必须进行手卫生；⑤污染区一切物品需经严格消毒才能进入半污染区。

对患者的隔离要求：①入院患者经病区污染端进入，更换的衣服及携带物品经消毒处理后，交家属带走或由医院统一管理；②为防止交叉感染，呼吸道传染病患者不得随意离开病室，只能在病室内活动；③向患者及家属进行宣传，污染物品等未经消毒，不得拿出污染区，以免病原微生物污染外界。

3）半污染区：指有可能被病原微生物污染的区域，如内走廊、病室的缓冲间、医护办公室、治疗室等。

隔离要求：①工作人员进入半污染区需穿工作服，以减少交叉感染机会；②患者不得进入半污染区；③治疗室内清洁物品、已消毒的医疗器械和药物必须与污染物品严格分开放置，由污染区带回的物品应消毒后放在一定的位置。

（3）隔离的原则

1）在标准预防的基础上，根据疾病的传播途径制定相应的隔离与预防措施。

2）一种疾病可能有多种传播途径时，应在标准预防的基础上，采取相应传播途径的隔离与预防，将多种防护措施结合使用。

3）隔离病室应有隔离标志，并限制人员的出入。

4）传染病患者或疑似传染病患者产生的医疗废物，应严格执行医疗废物管理条例，防止病原体扩散和传播。

5）解除隔离原则：患者连续多次病原检测阴性且确定不再排出病原体，方可解除隔离。

（4）隔离的类型与措施　根据传染病传播强度及传播途径不同，可分为以下隔离方法。

1）严密隔离：适用于霍乱、肺鼠疫、肺炭疽、传染性非典型肺炎、新型冠状病毒肺炎等甲类或传染性极强的乙类传染病。具体隔离方法：①患者住单间病室，同类患者可同住一室，关闭门窗，禁止陪伴和探视患者。②进入病室的医务人员戴口罩、帽子，穿隔离衣，换工作鞋，注意手清洗与消毒，必要时戴手套。③患者分泌物、排泄物、污染物品如敷料等严格消毒。④收治负压病房，室内空气及地面定期喷洒消毒液或紫外线照射。

2）呼吸道隔离：适用于流行性感冒、麻疹、白喉、水痘等通过呼吸道传播的传染病。具体隔离方法：①同类患者可同住一室，关闭门窗。②通过室内喷洒消毒液或紫外线照射进行定期消毒。③患者口鼻、呼吸道分泌物应消毒。④进入病室的医务人员戴口罩、帽子，穿隔离衣。

3）消化道隔离：适用于伤寒、细菌性痢疾、甲型肝炎等通过消化道传播的传染病。具体隔离方法：①同类患者可同住一室。②接触患者时穿隔离衣、换工作鞋，手清洗与消毒。③对患者粪便严格消毒，患者用品、餐具、便器等单独使用并定期消毒，地面喷洒消毒液。④室内防杀苍蝇和蟑螂。

4）接触隔离：适合于狂犬病、破伤风等经皮肤伤口传播的疾病。具体隔离方法：①同类患者可同居一室。②医务人员接触患者穿隔离衣、戴口罩。③患者用过的物品和敷料等严格消毒。

5）昆虫隔离：适用于通过蚊、虱、蜱、恙螨等昆虫叮咬传播的疾病，如疟疾、斑疹伤寒等。具体的隔离方法主要是病室内完善防蚊设施，以防叮咬及杀灭上述医学昆虫。

（四）保护易感人群

保护易感人群的措施包括以下两个方面。

1. 非特异性保护易感人群　通过改善营养、加强体育锻炼、养成良好的卫生习惯等，提高人群的非特异性免疫力。

2. 特异性保护易感人群　在传染病流行期间，应保护好易感人群，避免与患者接触，并且通过预防接种提高人群的主动和被动特异性免疫力。

（1）免疫预防　传染病的免疫预防包括人工主动免疫和人工被动免疫。①人工主动免疫是指将疫苗接种到机体（图 1-7），使之产生特异性免疫，从而预防传染病发生的措施。由于我国在儿童中全面推广脊髓灰质炎疫苗接种，目前我国已基本消灭脊髓灰质炎。②人工被动免疫是采用人工方法将他人成功产生的免疫效应物，如血清、淋巴因子等输入人体，使机体立即获得免疫力。其产生作用快，输入后立即发挥作用。

（2）药物预防　也可以作为一种应急措施来预防传染病的传播。但药物预防作用时间效果不巩固，易产生耐药性，因此其应用具有较大的局限性。

（3）个人防护　接触传染病的医务人员和实验室工作人员应严格遵守操作规程，配置和使用必要的个人防护用品（图 1-8）。有可能暴露于传染病生物传播媒介的个人需穿戴防护用品如口罩、手套、隔离衣、鞋套等。疟疾流行区可使用个人防护蚊帐。普通人群在传染病流行期间，可采取戴口罩、勤洗手等一系列预防措施。

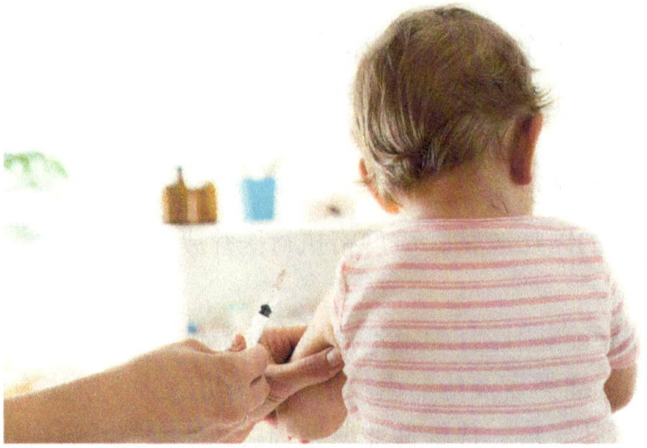

图 1-7 免疫预防

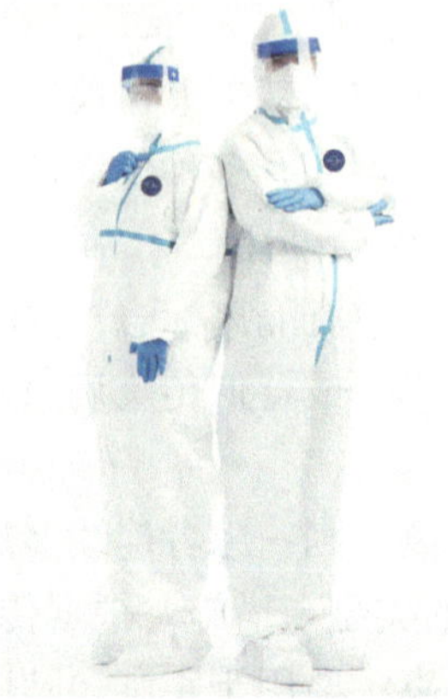

图 1-8 医务人员防护服

第 8 节 传染病患者的护理

一、传染病护理工作的内容

传染病患者的护理是传染病防治工作的重要组成部分。传染病具有起病急、病情危重且变化快、并发症多等特点，且具有传染性，因此要求护理人员掌握常见传染病患者护理的理论知识和操作技术，工作中要有高度的责任感和同情心，做到严密、细致地观察病情，及时发现病情变化，迅速、准确地配合抢救工作，同时要实施严格消毒隔离制度和管理方法，开展社区宣传教育，使群众掌握传染病的防治知识。

二、传染病患者的护理评估

护理评估是护理程序的首要环节。在全面收集患者主、客观资料的基础上，对传染病患者进行护理评估应着重注意以下内容。

（一）健康史

1. 患病及治疗经过　注意结合传染病的基本特征和传染病流行过程中的临床特点进行评估。了解患者发病的起始时间、发病特点，有无明显的诱因，主要症状、体征及其特点，症状加重有无诱发因素或缓解因素，有无伴随症状、并发症或后遗症及其特点。既往检查、治疗经过及治疗效果。是否遵从医嘱治疗。询问用药史，包括药物的种类、剂量和用法。有无特殊的饮食医嘱及患者遵从情况。

2. 目前病情与一般状况　评估患者目前的主要不适及病情变化。患病后患者饮食、睡眠、休息、大小便、体重等一般状况有无变化。

3. 个人史和生活史　收集患者的个人史和生活史，尤其与传染病有关的流行病学资料。包括年龄、性别、职业、居住地及其环境、发病季节；了解患者的生活、卫生习惯和饮食习惯，有无摄入生食习惯，有无不洁饮食史；有无疫区旅居史；有无动物分泌物或疫水接触史，有无输血或血液制品；是否家庭或集体生活人群发病，是否有类似患者；有无吸毒、不洁性接触史等不良行为；有无既往传染病史，预防接种情况等。

（二）身体评估

1. 一般情况　评估患者的意识是否清醒，有无意识障碍，意识障碍的程度及其表现；患者的生命体征是否稳定，有无发热，发热的程度和热型；呼吸频率与节律有无异常；有无心率的改变。掌握患者的营养状况，体重是否减轻。注意皮疹的性质、形态、分布，皮疹出现和消退的时间及顺序，是否伴有瘙痒或并发感染。全身浅表淋巴结有无肿大、压痛。观察皮肤色泽和弹性，有无眼窝凹陷、甲床颜色等。

2. 各系统检查　对患者进行全面细致的全身检查，不同疾病检查时应有所侧重。对患有呼吸系统传染病或患有呼吸系统并发症的患者应注意呼吸频率、深度、节律，呼吸音是否正常。有败血症和感染性休克的患者应重点评估心率、血压的变化，是否有四肢冰冷、尿量减少等。累及消化系统的传染病重点检查腹部有无压痛、反跳痛，评估疼痛的部位、性质、程度，肝脾大小、质地，是否有压痛，有无腹水。中枢神经系统的传染病应重点评估瞳孔的大小及对光反射，有无脑膜刺激征、病理反射征，有无肢体瘫痪等。进行身体评估时尤其注意是否存在有重要诊断意义的症状体征，如伤寒的特殊中毒面容、玫瑰疹，麻疹的口腔黏膜斑，白喉的假膜，霍乱的无痛性腹泻与米泔水样大便，破伤风的张口困难、牙关紧闭、角弓反张，恙虫病的焦痂、溃疡等。

3. 心理 - 社会状况

（1）疾病知识　评估患者及其亲属对所患疾病相关知识的认知和需求；评估患者的遵医行为；了解患者的学习能力与方法。

（2）心理状况　评估发病后患者的心理反应，观察患者有无焦虑、抑郁、沮丧、悲伤、恐惧等不良情绪，是否出现退缩、敌对、沉默、不合作等表现。出现焦虑、抑郁倾向者，需评估其程度。了解患者对住院及隔离治疗的认识，有无孤立无助、被约束、被抛弃感。评估患者有无因严重不良情绪导致食欲缺乏、睡眠障碍、过度换气、心动过速、头痛，甚至呼吸困难、心悸、窒息等躯体表现。了解导致不良心理反应的原因，如患病后患者工作、学习是否中断，日常生活能力是否下降，生活是否受到影响，能否承担医疗费用等。

（3）社会支持系统　了解患者亲属对患者患病后的态度和应对方式，评估患者所在社区是否能提供医疗保健服务，相关医疗设施是否完善，患者是否享有医疗保障等。

（三）辅助检查

及时准确地采集标本对病原体的发现及分离，对确定传染病的诊断具有特殊意义。

三、传染病常见的护理诊断 / 问题

1. 体温过高　与病原体感染后释放内、外源性致热原作用于体温中枢，导致中枢功能紊乱有关。
2. 皮肤完整性受损　与病原体和（或）其代谢产物引起的皮肤黏膜损伤、毛细血管炎症有关。
3. 腹泻　与病原体的感染、肠蠕动功能失调有关。
4. 急性意识障碍　与脑组织受损有关。
5. 低效性呼吸型态　与呼吸中枢受损、呼吸肌麻痹等有关。
6. 焦虑　与医学知识缺乏、疾病对生命造成威胁、被采取隔离措施有关。

四、传染病主要护理措施

（一）体温过高

1. 严密监测病情变化　严密监测患者的生命体征，重点观察体温的变化。注意发热的过程、热型、持续时间、伴随症状，根据病情确定体温测量的间隔时间。

2. 采取有效降温措施　通常应用物理降温方法，如用冰帽、冰袋冷敷头部或大动脉走行处，可有效降低头部温度，适用于中枢神经系统传染性疾病；对高热伴寒战、四肢肢端厥冷的患者采用温水擦浴；冷（温）盐水灌肠适用于中毒性痢疾患者；高热惊厥患者可遵医嘱采用冬眠疗法或亚冬眠疗法。降温时应注意：①冷敷时，避免持续长时间冰敷在同一部位，以防局部冻伤；②注意周围循环情况，如脉

搏细速、面色苍白、四肢厥冷的患者，禁用冷敷和酒精擦浴；③全身发疹或有出血倾向的患者禁忌酒精擦浴；④应用药物降温时，注意不可在短时间内将体温降得过低，以免大汗导致虚脱；⑤应用冬眠疗法降温前，应先补充血容量，用药过程中避免搬动患者，观察生命体征，特别是血压的变化，并保持呼吸道通畅。

3. 加强基础护理 发热患者应注意休息，高热患者应绝对卧床休息，以减少耗氧量。保持病室适宜的温湿度，定期通风换气，保持空气清新和流通。

4. 补充营养和水分 每日应保证足够的热量和液体的摄入。可给予高热量、高蛋白、高维生素、易消化的流质或半流质食物，保证每日2000ml液体的摄入，以维持水、电解质的平衡。必要时遵医嘱静脉输液，以补充水分。

5. 口腔和皮肤护理 发热患者易并发口腔感染，指导并协助患者在餐前、餐后、睡前漱口。病情严重或昏迷患者，给予口腔护理。高热患者大量出汗后，应及时更换床单、被褥和衣裤，以保持皮肤清洁、干燥，使患者舒适，防止皮肤继发感染。病情严重或昏迷的患者，应协助改变体位，防止压疮（压力性损伤）的出现。

（二）皮肤完整性受损

1. 观察皮疹的消长变化 注意皮疹的进展和消退情况，皮疹消退后有无脱屑、脱皮、结痂、色素沉着等变化。

2. 休息和饮食 患者尽量卧床休息。保持环境安静整洁，每天通风，避免强光刺激及对风直吹。避免吃辛辣、刺激性食物，多饮水。

3. 局部皮肤护理 ①保持皮肤和手的清洁卫生，床单位清洁、平整，衣着宽松、柔软，勤换洗。②温水擦洗皮肤，禁用碱性清洁剂、酒精等擦洗。③避免拖、拉、扯、拽等动作，以免损伤皮肤。④将患者的指甲剪短，婴幼儿可包裹手部，避免直接搔抓患处。⑤局部皮肤瘙痒较重者，可用炉甘石洗剂、5%碘苷涂擦患处。⑥对大面积瘀斑、坏死的皮肤，局部用海绵垫、气垫圈加以保护，防止大小便浸渍，避免溃疡和继发感染。⑦瘀斑破溃后，用无菌生理盐水洗局部，辅以红外线灯照射，还可涂抗生素软膏，再覆盖无菌敷料。⑧皮疹结痂使其自行脱落，脱皮不完全时，可用消毒剪刀修剪，不可用手撕扯，以免加重损伤，导致出血、感染。

4. 口腔黏膜疹的护理 避免进食过冷或过热食物，鼓励患者用吸管。每天常规用温水或复方硼酸溶液（朵贝尔液）漱口。进食后用清水漱口，以保持口腔清洁，黏膜湿润。出现溃疡者，用3%过氧化氢溶液清洗口腔后，涂以冰硼散。

5. 眼部护理观察 观察有无结膜充血、水肿，可用4%硼酸水或生理盐水清洗眼睛，滴0.25%氯霉素眼药水或抗生素眼膏以防继发感染。

（三）腹泻

1. 指导患者静卧休息，减少肠蠕动及能量消耗。注意饮食卫生，避免进食生、冷刺激性食物，给予少渣、少纤维、低脂、易消化食物。

2. 准确记录24小时出入量，避免发生水、电解质平衡失调。注意大便的量、次数及性状，及时送检大便以查找病原体，密切观察生命体征。

3. 注意肛门周围的皮肤，每日用温水或1∶5000高锰酸钾溶液坐浴，之后局部涂以消毒凡士林油膏，保护局部皮肤。

4. 遵医嘱使用药物，注意剂量、使用方法及副作用等。

（四）急性意识障碍

1. 注意观察生命体征及神志的改变，特别注意瞳孔的大小、对光反射、角膜反射等。及时清除呼吸道的分泌物和呕吐物，注意翻身，防止压疮发生，持续给氧。准备好各种抢救物品及药品。

2. 专人护理，防止跌伤和口舌咬伤。注意补充营养，昏迷者给予鼻饲。

（五）低效性呼吸型态

1. 密切观察病情变化，做好各项护理记录。
2. 及时清理呼吸道分泌物，保持呼吸道通畅。遵医嘱吸氧。遵医嘱抽血做血气分析。
3. 备好抢救药品及器械，如呼吸兴奋剂、气管插管、气管切开包、吸痰器等。
4. 保持病室安静，避免各种刺激。

（六）焦虑

1. 认识到患者的焦虑，对患者的焦虑表示理解。
2. 耐心地向患者解释病情，消除其心理紧张和顾虑，使其能积极配合治疗及护理，并充分休息。
3. 多陪伴患者，主动与患者交流，了解患者的心理状态，设法解决患者的实际问题、减轻焦虑情绪。指导患者应对焦虑的方法，如转移注意力、深呼吸、听音乐等。

（张　昕）

目标检测

A1/A2 型题

1. 目前我国已经消灭的传染病是（　　）
A. 天花　B. 血吸虫　C. 霍乱　D. 埃博拉出血热　E. 艾滋病

2. 传染病组织损伤的机制有（　　）
A. 直接损伤　B. 内毒素作用　C. 外毒素作用　D. 免疫机制　E. 以上均是

3. 传染病流行过程的基本环节是（　　）
A. 病原体、人体、所处的环境
B. 自然因素、社会因素
C. 传染源、传播途径、人群易感性
D. 患者、病原携带者、受感染的动物
E. 病原体、受感染的动物、人体

4. 麻疹的传播途径是（　　）
A. 呼吸道传播　B. 消化道传播　C. 接触传播　D. 虫媒传播　E. 血液、体液传播

5. 感染已进入恢复期，发热等主要症状已消失，但由于病原体在体内再度繁殖而使发热等主要症状再度出现的现象是（　　）
A. 感染　B. 再感染　C. 重复感染　D. 复发　E. 再燃

6. 在一个局部地区或集体单位中，传染病病例的发病时间高度集中于一个短时间之内的现象称为（　　）
A. 散发　B. 暴发　C. 流行　D. 大流行　E. 局部流行

7. 某地自 2 月中旬开始出现流行性脑脊髓膜炎患者，一直持续到 5 月初病例才明显下降，此种现象说明该传染病（　　）
A. 有病原体　B. 有传染性　C. 有免疫性　D. 有地区性　E. 有季节性

8. 确定传染病隔离期的依据是（　　）
A. 潜伏期　B. 传染期　C. 发热期　D. 极期　E. 后遗症期

9. 确诊传染病最重要的实验室检查为（　　）
A. 血常规　B. 血液生化检查　C. 病原学检查　D. 尿常规检查　E. 内镜检查

10. 传染病治疗中最重要的治疗措施是（　　）
A. 病原治疗　B. 对症治疗　C. 支持治疗　D. 康复治疗　E. 中医中药治疗

11. 属于对症治疗的是（　　）
A. 抗生素　B. 化学制剂　C. 维生素　D. 镇静剂　E. 针灸

12. 在传染病管理中列为甲类传染病的为（　　）
A. 病毒性肝炎、流行性脑脊髓膜炎

B. 流行性脑脊髓膜炎、流行性感冒
C. 鼠疫、霍乱
D. 严重急性呼吸综合征、手足口病
E. 艾滋病、人感染高致病性禽流感

13. 我国传染病防治法规定，下列属乙类传染病的是（ ）
A. 霍乱 B. 鼠疫
C. 麻风病 D. 流行性脑脊髓膜炎
E. 丝虫病

14. 在乙类传染病中，需要按甲类传染病管理的是（ ）
A. 艾滋病
B. 肾综合征出血热
C. 严重急性呼吸综合征
D. 布鲁氏菌病
E. 登革热

15. 甲类传染病的法定报告时间为（ ）
A. 2 小时内 B. 6 小时内
C. 8 小时内 D. 12 小时内
E. 24 小时内

16. 下列属于清洁区的是（ ）
A. 病房 B. 内走廊
C. 医护办公室 D. 治疗室
E. 值班室

第 2 章

病毒性传染病患者的护理

第 1 节　病毒性肝炎患者的护理

案例 2-1

患者，男，29 岁。主因乏力、食欲缺乏、恶心 1 周，加重伴呕吐 1 天入院。患者于 1 周前开始出现食欲缺乏、乏力、恶心、腹胀，2 天前乏力加重，出现呕吐，为非喷射性，呕吐物为胃内容物。自发病后尿色逐渐加深，睡眠较差，无呕血、黑便。平素体健，否认肝炎病史。1 年前体检乙肝标志物均阴性。入院查体：神志清，精神萎靡，皮肤、巩膜中度黄染，未见肝掌、蜘蛛痣及出血点。心肺听诊无异常。腹软，无压痛，肝肋下 1cm，质软、轻压痛，脾肋下未扪及，无移动性浊音。余未见明显异常。入院时肝功能：丙氨酸转氨酶（ALT）840U/L，天冬氨酸转氨酶（AST）168U/L，HBsAg（乙肝表面抗原）、HBeAg（乙肝 e 抗原）、抗-HBc（乙肝核心抗体）、抗 HBc-IgM（乙肝核心抗体 -IgM）及 HBV-DNA（乙肝病毒 DNA）均阳性。

问题：1. 考虑该患者主要的护理问题是什么？

2. 应如何向患者及家属进行健康教育？

一、概　　述

病毒性肝炎（viral hepatitis）是由肝炎病毒引起的一组以肝损害为主的传染病。临床常表现为乏力、食欲减退、恶心、呕吐、肝大及肝功能损害，部分患者可有黄疸和发热。按引起疾病的病毒不同可分为甲型、乙型、丙型、丁型、戊型、己型、庚型肝炎等，常见的为前五型病毒性肝炎。甲型、戊型肝炎主要表现为急性肝炎，经粪 - 口传播；乙型、丙型及丁型肝炎多呈慢性感染，少数可发展为肝硬化，且与原发性肝癌的发生有密切关系。

（一）病原学

1. 甲型肝炎病毒（hepatitis A virus，HAV）　单股正链 RNA 病毒，无包膜，感染后可在肝细胞内复制，随胆汁经肠道排出，仅有一个血清型和抗原抗体系统。HAV 对外界抵抗力较强，耐酸碱，室温下可生存 1 周，在贝壳类动物（牡蛎、蛤蜊等）、污水、泥土中可存活数月，20% 乙醚不能灭活病毒。病毒加热至 100℃后 5 分钟可全部灭活，5% ～ 8% 甲醛和 70% 乙醇能迅速将其灭活，1∶4000 的甲醛作用 72 小时可使其失去感染性而保留免疫原性。

2. 乙型肝炎病毒（hepatitis B virus，HBV）　属嗜肝 DNA 病毒科，部分双链环状 DNA，有包膜。HBV 在肝细胞内合成后释放入血，还可存在于唾液、精液及阴道分泌物等各种体液中。HBV 主要具有乙肝表面抗原（HBsAg）与乙肝表面抗体（抗 -HBs）、乙肝核心抗原（HBcAg）与乙肝核心抗体（抗 -HBc）、乙肝 e 抗原（HBeAg）与乙肝 e 抗体（抗 - HBe）三个抗原抗体系统。HBV 的抵抗力较强，对低温、干燥、乙醚均有抵抗性。加热至 65℃后 10 小时、煮沸 10 分钟或高压蒸气均可灭活 HBV，环氧乙烷、戊二醛、过氧乙酸和碘伏对 HBV 也有较好的灭活效果。

3. 丙型肝炎病毒（hepatitis C virus，HCV） 属于黄病毒科肝炎病毒属，其基因组为单股正链 RNA，呈球形颗粒。HCV 易变异，不易被机体清除，对一般化学消毒剂敏感，甲醛熏蒸等均可灭活 HCV，加热至 100℃后 5 分钟或加热至 60℃后 10 小时、高压蒸气等物理方法均可使之灭活。

4. 丁型肝炎病毒（hepatitis D virus，HDV） 单股负链 RNA 病毒，为缺陷病毒，核心为 HDV RNA，包膜为 HBsAg，须依赖 HBV 才能复制、致病。

5. 戊型肝炎病毒（hepatitis E virus，HEV） 单股线状正链 RNA 病毒，呈球状，无包膜。感染后主要在肝细胞内复制，随胆汁经肠道排出。HEV 在碱性环境下较稳定，对高热、氯仿敏感。

（二）发病机制与病理

各型病毒性肝炎的发病机制目前尚未完全明了。

1. 发病机制

（1）甲型病毒性肝炎 HAV 侵入人体后引起短暂的病毒血症，继而侵入肝，在肝细胞内增殖，病毒由胆道进入肠腔，最后由粪便排出。HAV 仅引起肝细胞轻微破坏，导致肝细胞损伤的主要机制是宿主免疫反应。

（2）乙型病毒性肝炎 HBV 进入人体后随血液到达肝或肝外组织，HBV 并不直接杀伤肝细胞，病毒引起的免疫应答是导致肝细胞损伤及炎症坏死的主要机制，而炎症坏死持续存在或反复出现是慢性 HBV 感染者进展为肝硬化甚至肝癌的重要因素。

（3）丙、丁、戊型病毒性肝炎 HCV 可能通过直接杀伤作用及免疫反应引起肝细胞损伤，感染后易慢性化；HDV 可能对肝细胞既有直接作用，也有宿主免疫反应介导；戊型肝炎以宿主免疫反应为主。

2. 肝炎的病理生理

（1）黄疸 以肝细胞性黄疸为主，常有不同程度的肝内梗阻性黄疸存在。肝细胞膜通透性增强及胆红素的摄取、结合、排泄等功能障碍等因素是导致黄疸的主要原因。

（2）肝性脑病 导致肝性脑病的主要因素：①血氨及其他毒性物质的蓄积；②假性神经递质作用；③氨基酸比例失调。常见诱因：①上消化道出血；②高蛋白饮食；③水电解质紊乱及酸碱平衡失调；④缺氧与感染；⑤低血糖；⑥便秘；⑦催眠、镇静药物，及手术、麻醉等。

（3）出血 导致出血的主要因素：①肝功能明显衰退时肝合成凝血因子能力不足导致凝血因子缺乏；②重型肝炎时 DIC 可导致凝血因子和血小板消耗；③少数情况下可并发血小板减少性紫癜或再生障碍性贫血；④肝性胃肠病所致胃黏膜病变出血；⑤肝硬化时门静脉高压所致出血。

（4）急性肾功能不全（肝肾综合征） 重型肝炎和肝硬化时，内毒素血症、肾血管收缩、肾缺血、有效循环血容量不足等因素可引起急性肾功能不全。早期损害多为功能性，亦可发展为急性肾小管坏死。

（5）腹水 早期腹水产生主要是醛固酮分泌增多和利钠激素减少导致钠潴留。门静脉高压、低蛋白血症和肝淋巴液生成增多，是后期腹水增多的主要原因。

（三）流行病学资料

1. 传染源

（1）甲型、戊型病毒性肝炎 主要为急性患者和隐性感染者。甲肝患者发病前后 2 周传染性较强，少数患者发病后 3 ～ 4 周仍然有传染性。

（2）乙型、丙型、丁型病毒性肝炎 主要为急、慢性患者和病原携带者。其中，慢性患者和病原携带者是乙型肝炎的主要传染源，其携带时间与感染年龄和人体免疫状态关系密切，感染时年龄越小，携带时间越长。

2. 传播途径

（1）甲型、戊型病毒性肝炎　主要经粪 - 口途径传播，以日常生活接触传播最常见，水源和食物污染可致暴发流行。

（2）乙型病毒性肝炎　主要有 3 种传播途径。①经血液传播：HBV 可经不洁注射、输血及血液制品、含 HBV 的血液及分泌物污染破损的皮肤和黏膜进入人体，未经可靠消毒的内镜、口腔诊疗器械等也可传播 HBV。②密切接触传播：除血液外，HBV 可存在于感染者的精液、阴道分泌物、唾液、乳汁中，密切接触是 HBV 的重要传播方式。③垂直传播（母婴传播）：为我国乙肝主要传播方式，包括经胎盘宫内感染、分娩时传播及哺乳、喂养等途径传播。

链接

HBV 慢性持续性感染的最重要传播方式

垂直传播是形成 HBV 慢性持续性感染的最重要传播方式。HBsAg、HBeAg 均阳性的母亲所产新生儿，如不采取阻断措施，HBV 感染率可高达 95%，其中 95% 会发展为慢性携带状态，约 1/3 转为慢性肝炎患者。

（3）丙、丁型病毒性肝炎　传播途径类似于乙型病毒性肝炎，以经血液传播为主，垂直传播与性传播的概率低于乙肝。

3. 人群易感性　人群对各型肝炎病毒普遍易感，各型间无交叉免疫。

（1）甲型病毒性肝炎　HAV 大多在幼儿、儿童、青少年时期获得感染，以隐性感染为主，感染后可获持久免疫力。

（2）乙型病毒性肝炎　HBV 感染多发生于婴幼儿及青少年，高危人群包括 HBsAg 阳性母亲所生新生儿、HBsAg 阳性者的家属、反复输血及血液制品者（如血友病患者）、血液透析患者、多个性伴侣者、静脉药瘾者、接触血液的医务工作者等。感染后或疫苗接种后出现抗 -HBs 者有免疫力。

（3）丙型病毒性肝炎　各年龄组普遍易感，抗 -HCV 并非保护性抗体。

（4）丁型病毒性肝炎　与 HBV 以同时感染或重叠感染形式存在。

（5）戊型病毒性肝炎　以青壮年多见，孕妇及老年人感染后易发展为重型肝炎，病死率高。

甲肝全年可发病，有明显的秋、冬季高峰。戊型肝炎流行于夏秋季节，多发生于洪水后，呈地方性流行。乙、丙、丁型肝炎以散发为主，无明显季节性。

HBV 感染呈世界性流行，但不同地区 HBV 感染的流行强度差异很大。据 WHO 报道，全球约有 2.57 亿慢性 HBV 感染者，目前我国慢性 HBV 感染者约 7000 万例，其中乙肝男性多于女性，有家庭聚集现象。近年来随着乙肝疫苗普遍接种，HBV 感染率已明显降低。

二、护理评估

（一）健康史

询问流行病学史：儿童患者、有接触史、当地正在流行或到过疫区等情况有利于甲型病毒性肝炎的诊断；有家族史、输血史、手术史、针刺史、性接触史等有利于乙型、丙型病毒性肝炎的诊断。

（二）身心状况

1. 症状与体征　潜伏期：甲型肝炎 2 ～ 6 周，平均为 4 周；乙型肝炎 1 ～ 6 个月，平均为 3 个月；丙型肝炎 2 周至 6 个月，平均为 40 天；丁型肝炎 4 ～ 20 周；戊型肝炎 2 ～ 9 周，平均 6 周。

（1）急性肝炎　各型病毒均可引起，包括急性黄疸型肝炎和急性无黄疸型肝炎。

1）急性黄疸型肝炎：典型经过分 3 期，病程 2 ～ 4 个月。①黄疸前期：甲型和戊型肝炎起病较急，病初畏寒、发热者较多；乙、丙、丁型肝炎起病则相对缓慢，少有发热。主要症状有乏力、食欲减退、恶心、呕吐、厌油腻、肝区胀痛、腹胀、便秘或腹泻等。部分患者可有皮疹及关节酸痛，本期末尿色加深，可呈浓茶色（图 2-1）。本期持续 5 ～ 7 天。②黄疸期：巩膜（图 2-2）、皮肤相继出现黄染是本期特点，1 ～ 3 周黄疸达高峰。部分患者可有一过性粪色变浅、皮肤瘙痒、心动过缓等梗阻性黄疸表现。查体可见肝大，质软、边缘锐利，有压痛及叩痛。部分病例有轻度脾大。肝功能检查 ALT 和胆红素升高，尿胆红素阳性。本期持续 2 ～ 6 周。③恢复期：症状逐渐消失，黄疸消退，肝、脾回缩，肝功能逐渐恢复正常。本期持续 1 ～ 2 个月。

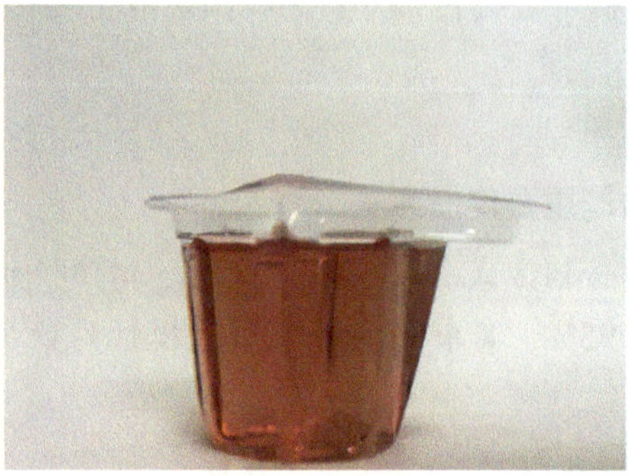

图 2-1 浓茶色尿

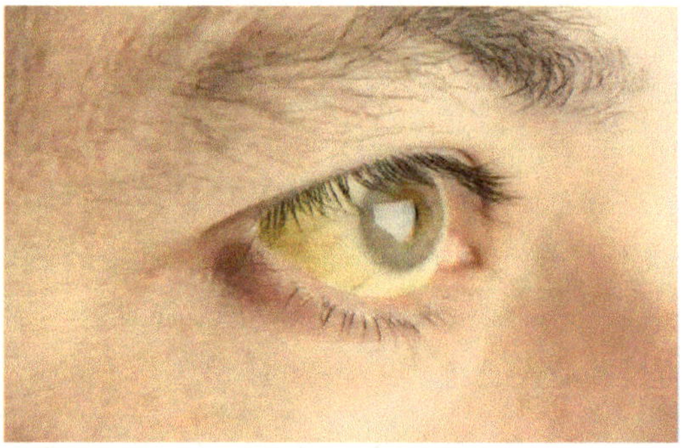

图 2-2 巩膜黄染

2）急性无黄疸型肝炎：本型较黄疸型多见，临床症状和病理变化均较黄疸型轻，病程中不出现黄疸，部分病例甚至无明显症状，易被误诊或漏诊。病程长短不一，多数在 3 个月内恢复。

（2）慢性肝炎　见于乙、丙、丁型肝炎。包括急性肝炎病程超过半年，或原有乙、丙、丁型肝炎急性发作再次出现肝炎症状、体征及肝功能异常者；发病日期不明或虽无肝炎病史，但根据肝组织病理学检查或症状、体征、实验室及影像学检查综合分析符合慢性肝炎表现者。依据病情轻重可分为轻度、中度、重度。

1）轻度：病情较轻，可有乏力、头晕、食欲减退、厌油、肝区不适、肝稍大及轻度脾大。部分患者可无症状、体征，肝功能指标仅 1 或 2 项轻度异常。

2）中度：症状、体征、实验室检查居于轻度和重度之间。

3）重度：有明显或持续的肝炎症状，伴肝病面容、肝掌（图 2-3）、蜘蛛痣（图 2-4）、进行性脾大、肝功能持续异常。

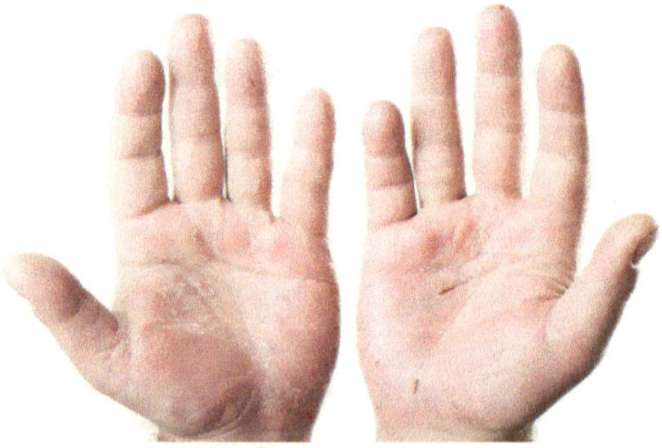

图 2-3 肝掌

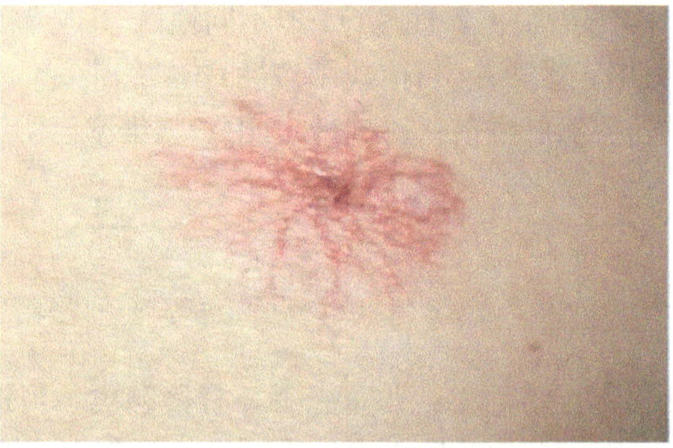

图 2-4 蜘蛛痣

（3）重型肝炎（肝衰竭）　各型肝炎病毒均可引起，预后差，病死率高。过度劳累、精神刺激、嗜酒、妊娠、合并感染、服用损害肝的药物等常为诱因。

1）急性重型肝炎：又称暴发型肝炎，起病急，2 周内出现肝性脑病表现，并出现以下症状：①极度乏力，有明显厌食、腹胀、恶心、呕吐等严重消化道症状；②黄疸迅速加深，转氨酶下降，可见“胆 - 酶分离”现象；③有出血倾向，凝血酶原活动度（PTA）＜ 40%，且排除其他原因；④肝进行性缩小，出现肝臭；⑤迅速出现腹水（图 2-5），中毒性鼓肠。病程一般不超过 3 周，患者常因肝衰竭合并消化道出血、脑水肿、感染及急性肾衰竭等而死亡。

2）亚急性重型肝炎：又称亚急性肝坏死。起病较急，15 天至 26 周出现肝衰竭表现。首先出现肝性脑病、脑水肿或脑疝者，称为脑病型；首先出现腹水及其相关症候（包括胸腔积液等）者，称为腹水型。本型患者可因发生肝性脑病（肝昏迷）、肝肾综合征而死亡，或发展成坏死后肝硬化。

3）慢加急性肝衰竭：在慢性肝病基础上出现的急性或亚急性肝功能失代偿。

4）慢性肝衰竭：在肝硬化的基础上，肝功能进行性减退导致以腹水、门静脉高压、凝血功能障碍、肝性脑病等为主要表现的慢性肝功能失代偿。

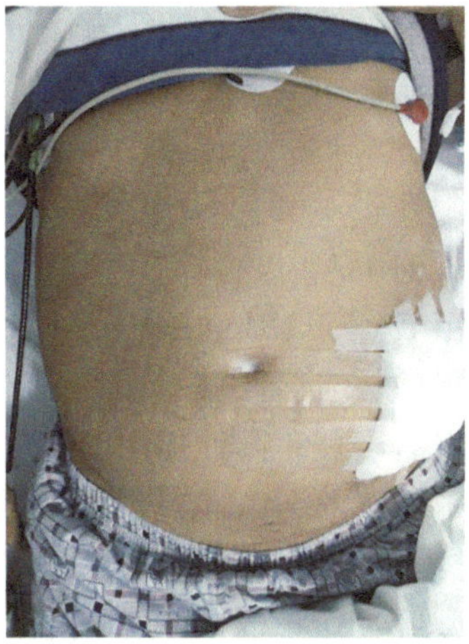

图 2-5　腹水

（4）淤胆型肝炎　是以肝内淤胆为主要表现的一种特殊临床类型，起病类似急性黄疸型肝炎，消化道症状较轻，有皮肤瘙痒、粪便颜色变浅、肝大等梗阻性黄疸临床表现。肝功能检查血清总胆红素明显升高，以直接胆红素为主，大多数患者可恢复。在慢性肝炎或肝硬化基础上发生上述表现者称为慢性淤胆型肝炎，预后较差。

（5）肝炎后肝硬化　根据肝炎症活动情况分为活动性肝硬化和静止性肝硬化两种类型。

2. 并发症　肝内并发症多发生于 HBV 和（或）HCV 感染，主要有肝硬化、肝细胞癌、脂肪肝。肝外并发症有胆道炎症、糖尿病、再生障碍性贫血、心肌炎、肾小球肾炎等。重型肝炎可引起肝性脑病、上消化道出血、肝肾综合征、细菌感染等严重并发症。

3. 心理 - 社会状况　急性肝炎患者因住院隔离和限制活动，担心影响工作、学习，缺乏肝炎传播途径、疾病过程、预后等相关知识，以及害怕疾病传染给家人，感到疾病威胁，易产生焦虑、紧张、恐惧等不良情绪；慢性肝炎患者常因病情反复、久治不愈而失去耐心和信心，又可因病程长、经济负担重，产生焦虑、抑郁等心理，以致悲观消极、怨恨愤怒、自责沮丧等；重型肝炎症状严重，患者担心死亡而出现恐惧、绝望等心理。因此，应随时注意患者的心理状态，了解患者及其家属对疾病的认知程度及家庭经济情况，了解单位或学校等社会支持情况。

（三）辅助检查

1. 肝功能检查

（1）血清酶测定　①丙氨酸转氨酶（ALT）：又称谷丙转氨酶，是目前反映肝细胞受损的最常用指标。急性肝炎时 ALT 明显升高，慢性肝炎时 ALT 呈持续或反复升高。重型肝炎时因肝细胞大量坏死，ALT 随黄疸迅速加深反而下降，出现胆 - 酶分离现象。②天冬氨酸转氨酶（AST）：又称谷草转氨酶，意义与 ALT 相同，急性肝炎时如果 AST 持续在高水平，有转为慢性肝炎的可能。③血清碱性磷酸酶（ALP）及 γ- 谷氨酰转肽酶（γ-GT）也可升高。

（2）血清蛋白　主要由白蛋白（A）和球蛋白（G）组成，反映了肝合成功能，肝硬化和肝衰竭患者可有血清白蛋白水平下降。白蛋白水平同时也受到营养状况等因素的影响。

（3）血清胆红素　胆红素含量是反映肝细胞损伤严重程度的重要指标。急性或慢性黄疸型肝炎时直接和间接胆红素均升高，淤胆型肝炎则以直接胆红素升高为主。

（4）凝血酶原时间（PT）及凝血酶原活动度（PTA）　肝病时凝血因子合成障碍，凝血酶原时间延长，凝血酶原活动度降低，可用于重型肝炎临床诊断及预后判断。PTA ＜ 40% 是诊断重型肝炎或肝衰竭的重要依据。

（5）血氨　血氨升高常见于重型肝炎，提示肝性脑病存在。

2. 肝炎病毒病原学（标志物）检测

（1）甲型病毒性肝炎　抗 -HAV IgM 阳性是 HAV 近期感染指标，是确诊甲型肝炎最主要的标志物。抗 -HAV IgG 为保护性抗体，见于甲型病毒性肝炎疫苗接种后或 HAV 既往感染者，主要用于流行病学调查。

（2）乙型病毒性肝炎 ① HBsAg 和抗 -HBs：HBsAg 在 HBV 感染后 1 ～ 12 周可检出，HBsAg 阳性提示受到 HBV 感染，单纯的 HBsAg 只有抗原性，没有传染性，无症状携带者和慢性肝炎患者 HBsAg 可持续多年甚至终身；抗 -HBs 为保护性抗体，见于乙型肝炎恢复期及接种乙型肝炎疫苗者。② HBeAg 和抗 -HBe：HBeAg 仅出现于 HBsAg 阳性者血清中，是病毒复制活跃与传染性强的标志，HBeAg 持续阳性易转为慢性肝炎；抗 -HBe 出现称为血清转换，抗 -HBe 在 HBeAg 消失后出现，阳性提示 HBV 复制程度降低或停止，传染性减弱或消失。③ HBcAg 和抗 -HBc：血液中游离的 HBcAg 极少，常规方法不能检出；抗 - HBc IgM 阳性提示急性期或慢性肝炎急性发作，抗 -HBc IgG 出现较迟，提示 HBV 既往感染或近期低水平病毒复制，可保持多年甚至终身。④乙型肝炎病毒脱氧核糖核酸（HBV DNA）定量：主要用于评估 HBV 感染者病毒复制水平，是抗病毒治疗适应证选择及疗效判断的重要指标。

（3）丙型病毒性肝炎 抗 -HCV 阳性是 HCV 感染的标志，不是保护性抗体。使用化学发光免疫分析法（CIA）或者酶联免疫吸附试验（ELISA）检测抗 -HCV 可用于 HCV 感染者的筛查。对于抗 -HCV 阳性者，应进一步检测 HCV RNA，以确定是否为现症感染。

（4）丁型病毒性肝炎 HDV Ag 阳性和 HDV RNA 阳性是 HDV 感染的直接标志。

（5）戊型病毒性肝炎 抗 -HEV IgM 及抗 -HEV IgG 阳性提示 HEV 感染。在粪便和血液标本中检测到 HEV RNA，可明确诊断。

3. 影像学检查 B 超检查最常用，必要时可进行 CT、MRI 等检查。可有助于鉴别阻塞性黄疸、脂肪肝及肝内占位性病变，对肝硬化亦有很高的诊断价值。

4. 肝组织病理检查 对明确诊断，衡量炎症活动度、纤维化程度及评估疗效具有重要价值。

三、治疗要点

病毒性肝炎的治疗需根据不同病原、不同临床类型及组织学损害区别对待。以休息、营养为主，辅以适当药物，避免饮酒、过劳和使用损害肝的药物。

1. 急性肝炎 多为自限性疾病。如无特殊并发症，应以休息、营养等一般治疗为主，避免滥用药物。强调早期卧床休息，饮食宜清淡、易消化，进食量过少、热量不足者可由静脉补充葡萄糖和维生素，可辅以 1 ～ 2 种保肝药物。急性甲、戊型肝炎为自限性疾病，不需要抗病毒治疗，成人急性乙型肝炎多数可以恢复，不需要抗病毒治疗，急性丙型肝炎可早期进行抗病毒治疗。

2. 慢性肝炎

（1）治疗目标 最大限度地长期抑制肝炎病毒，减轻肝细胞炎症坏死及肝纤维化，延缓和减少肝失代偿、肝硬化、肝癌及其并发症的发生，从而改善生活质量和延长存活时间。

（2）治疗措施 包括一般支持治疗、抗病毒治疗、保肝治疗、免疫调节治疗、抗纤维化治疗等综合措施，其中有效抗病毒治疗是关键。

1）乙型肝炎：抗病毒药物目前首选恩替卡韦、富马酸替诺福韦酯、富马酸丙酚替诺福韦片等，抗病毒作用强、耐药发生率低。

2）丙型肝炎：抗病毒治疗已经进入直接抗病毒药物（DAA）的泛基因型时代，优先推荐无干扰素的泛基因型方案。目前临床上使用的 DAA 泛基因型方案包括索磷布韦 / 维帕他韦、格卡瑞韦 / 哌仑他韦等。

3. 重型肝炎 以对症支持治疗为主，防治出血、肝性脑病、继发感染及肾衰竭等并发症，采取阻断肝细胞继续坏死、促进肝细胞再生、改善肝微循环等综合措施。辅以人工肝支持系统疗法，争取适当时期进行肝移植治疗。

4. 淤胆型肝炎 基本同急性肝炎。效果不佳时可试用糖皮质激素，或采用中西药结合的治疗方法。

四、主要护理诊断 / 问题

1. 活动无耐力　与肝功能受损、能量代谢功能障碍有关。
2. 营养失调：低于机体需要量　与食欲缺乏、恶心、呕吐、消化和吸收功能障碍有关。
3. 有皮肤受损的危险　与皮肤表面有胆盐沉积、组织受压有关。
4. 焦虑　与害怕疾病传染给他人、病情反复、担心预后、感到疾病威胁有关。
5. 潜在并发症：上消化道出血、肝性脑病、继发感染、肝肾综合征等。

五、护理措施

（一）一般护理

1. 隔离　甲型、戊型病毒性肝炎自起病日实行消化道隔离 3 ～ 4 周，嘱患者注意个人卫生，餐前、便后要洗手，患者餐具要固定，分开消毒，排泄物要使用 5% 甲醛消毒后再倾倒。乙型、丙型、丁型病毒性肝炎患者实行血液 - 体液隔离，慢性肝炎患者和病原携带者应定期进行各项肝炎病毒病原学检测，禁止献血，不能从事饮食、托幼、自来水、血液制品等相关工作。

2. 休息　卧床休息可增加肝血流量，降低代谢率，促进肝细胞的修复和再生，利于肝细胞炎症的恢复。

（1）急性肝炎　强调早期卧床休息，待症状好转、黄疸减轻、肝功能改善后可指导患者逐渐增加活动量，以不感疲劳为度。临床治愈、肝功能正常后仍应继续休息 1 ～ 3 个月。

（2）慢性肝炎　适当休息，症状明显或病情较重者应强调卧床休息，病情好转后应注意动静结合、逐渐增加活动，可从事力所能及的工作，但应避免过劳，以不感疲劳为度。

（3）重型肝炎　应绝对卧床休息，协助做好口腔、皮肤的护理。

3. 饮食护理　肝炎患者应严禁饮酒，酒精在肝代谢，可加重对肝的损害。

（1）急性肝炎　早期宜进食清淡、易消化、富含维生素的流质或半流质饮食，随病情好转，食欲改善后可逐渐增加饮食，以摄入优质蛋白为主，保证足够热量，适当限制脂肪的摄入。腹胀者减少产气食品如牛奶、豆制品的摄入。

（2）慢性肝炎　宜少食多餐，避免暴饮暴食。给予优质高蛋白、低糖、低脂肪饮食，避免长期摄入高糖、高热量饮食，以防诱发糖尿病和脂肪肝。

（3）重型肝炎　给予低脂、低盐、高维生素、易消化的流质或半流质饮食，有肝性脑病先兆者，应严格限制或禁止蛋白质的摄入（每日 $< 0.5g/kg$）。合并腹水、少尿者应严格限制水、钠的摄入。

（二）病情观察

观察有无出血倾向，皮肤黏膜有无出血点，有无黑便、呕血等；观察有无精神、神志的改变，如情绪异常、性格改变、定向力障碍，或出现嗜睡、烦躁不安、精神异常、扑翼样震颤等神经精神症状，警惕肝性脑病的发生；观察乏力是否进行性加重、黄疸或腹水有无消退或加重、肝浊音界变化情况；监测肝功能，重症患者应注意有无“胆 – 酶分离”现象，一旦发现病情变化，立刻报告医生，并做好抢救准备。对于肝性脑病者应监测生命体征。

（三）对症护理

1. 发热的护理　嘱其卧床休息，多饮水，实行物理降温或按医嘱给予退热药物，出汗时及时更换内衣和被褥，定时测量体温并记录。

2. 皮肤护理　①保持皮肤、卧具、衣物的清洁，有瘙痒者指导其每日早晚用温水擦身 1 次，着棉质、宽松、透气衣物。瘙痒严重者，可使用炉甘石洗剂擦拭。②保护皮肤的完整性，避免抓伤皮肤，及时修剪指甲，必要时入睡戴手套，避免搔抓，防止皮肤破损。防干裂，用润肤油或乳液外涂皮肤，选用中性肥皂或浴液清洗皮肤，暂时不用化妆品。③预防感染，保持皮肤清洁，注意个人卫生，勿搔抓皮肤，避免皮肤受伤。

（四）抗病毒用药护理

1. 乙型肝炎抗病毒药物

（1）用药前宣教　使用抗病毒治疗前，向患者说明治疗的目的、意义和可能出现的不良反应，确保患者已经了解随意停药可能导致的风险，提高患者依从性。

（2）用药期间护理　目前慢性乙肝首选抗病毒药物，其总体安全性和耐受性良好，恩替卡韦可能引起乳酸酸中毒，富马酸替诺福韦酯可能引起肾功能不全，对治疗中出现血肌酐、肌酸激酶或乳酸脱氢酶水平明显升高者应密切观察，必要时应及时停药并改用其他药物。

（3）耐药监测及处理　随着强效低耐药药物的应用，慢性乙肝抗病毒长期治疗出现耐药发生率大幅降低。如果在治疗过程中出现耐药，需及时给予挽救治疗，并进行耐药检测。

2. 丙型肝炎抗病毒药物　接受包含 DAA 治疗方案的患者每次就诊时均需评估临床不良反应，需在基线、治疗后 4 周、12 周、24 周或有临床症状时监测 ALT 水平，育龄期妇女和其男性性伴侣必须在用药时及停药后 6 个月内采用有效的避孕措施。

（五）并发症护理

1. 肝性脑病的护理　及时发现和消除诱因，特别是使用利尿剂、进食高蛋白食物、上消化道大出血、感染的患者易诱发肝性脑病；记录生命体征；遵医嘱执行降血氨措施、纠正氨基酸比例失衡措施、纠正假性神经递质措施，出现脑水肿表现者可用 20% 甘露醇和呋塞米（速尿）静脉滴注，注意水电解质平衡；清除胃肠内积血，减少氨的吸收，可用生理盐水或弱酸性溶液灌肠，忌用肥皂水；对兴奋、躁动患者，应做好安全防护给以相应护理，必要时给予镇静处理。

2. 出血的护理　注意观察有无鼻出血、牙龈出血、注射部位出血、消化道出血等，检测血小板计数、凝血酶原时间及凝血酶原活动度等指标。告知患者不要用手指挖鼻、牙签剔牙，不用硬牙刷刷牙，刷牙后有出血者可改用水漱口或棉棒擦洗。局部穿刺、注射后应压迫止血 10 ～ 15 分钟，遵医嘱使用维生素 K、凝血酶原复合物或输新鲜血液以补充凝血因子，并及时配血备用。

3. 继发感染的护理　重型肝炎患者极易合并感染，必须加强护理，保持病室空气流通，定时对地面、家具、空气消毒，减少探视，防止交叉感染；做好口腔护理，定时翻身，及时清除呼吸道分泌物，防止口腔及肺部感染；注意饮食卫生及餐具清洁和消毒，防止肠道感染；患者的衣服、被褥应保持清洁，防止皮肤感染；必要时遵医嘱应用抗菌药物。

4. 肝肾综合征的护理　目前尚无有效治疗方法，应及时配合医生严格记录 24 小时尿量，检测尿常规、尿比重、血尿素氮及血清钾、钠等，避免应用肾损害性药物，避免引起血容量降低的各种因素。对不能获得满意疗效，且有诱发肝性脑病发生危险的患者，应尽早争取肝移植，并做好相应的护理。

（六）心理护理

多与患者沟通，获取患者的信任，建立良好的护患关系。鼓励患者宣泄悲伤和孤独情绪，并为患者保密。鼓励患者说出所关心的事并提出问题，针对具体问题对患者进行指导。向患者讲解疾病的传染性、隔离措施、自我保健及预后等知识，使患者正确了解自身的传染性，树立积极的人生观，使其保持乐观情绪和战胜疾病的信心。动员家属、亲友为患者提供帮助，以促进患者尽快康复。

六、健康教育

（一）预防知识教育

1. 有关疾病传播知识的宣教　甲、戊型肝炎重点在于加强粪便管理，保护水源，严格饮用水管理，加强食品卫生和食具消毒。乙、丙、丁型肝炎预防重点在于防止通过血液、体液传播。对供血者进行严格筛查，做好血源监测；凡接受输血、大手术及应用血液制品的患者，应定期监测肝功能及肝炎病毒标志物，以便早期发现由血液和血液制品所致的各型病毒性肝炎；生活用具应专用；接触患者后用肥皂和流动水洗手；加强服务行业的卫生监督，公用茶具、面巾和理发、刮脸、修脚的工具应用后彻底消毒，未经消毒，严禁共用。

2. 预防接种

（1）甲型病毒性肝炎　①主动免疫：目前在国内使用的甲肝减毒活疫苗，接种对象为抗 -HAV IgG 阴性者。减毒活疫苗接种一针（18 个月），灭活疫苗接种两针（18、24 个月）。②被动免疫：甲型病毒性肝炎密切接触者，可注射人免疫球蛋白，时间越早越好。

（2）乙型病毒性肝炎　①主动免疫：接种乙型肝炎疫苗是预防 HBV 感染最有效的方法。乙型肝炎疫苗的接种对象主要是新生儿，其次为婴幼儿、15 岁以下未免疫人群和高危人群。乙型肝炎疫苗全程需接种三针，按照 0、1、6 个月的程序。接种后随着时间的推移，部分人抗 -HBs 水平会逐渐下降，宜加强注射一次。②被动免疫：乙肝免疫球蛋白主要用于 HBV 感染母亲所产的新生儿及暴露于 HBV 的易感者。HBsAg 阳性母亲所生的新生儿，出生后 12 小时内注射乙肝免疫球蛋白，同时在不同部位肌内注射第一针乙肝疫苗，并于 1 个月和 6 个月分别接种第 2 针和第 3 针，保护率为 90% ～ 100%。医护人员进行有创检查和操作时一旦出现针刺伤，要挤出伤口的血，并用流动水冲，边挤边冲，检查病毒的抗原与抗体，根据自身情况注射高效的免疫球蛋白，并于 3 个月和半年后分别复查病毒的抗原和抗体。

（3）丙型、丁型、戊型病毒性肝炎　对丙型、丁型、戊型病毒性肝炎尚缺乏特异性免疫的预防措施。

（二）相关知识教育

向患者及家属宣传病毒性肝炎的家庭护理和自我保健知识，慢性患者和无症状携带者应做到：①正确对待疾病，保持乐观情绪；②生活规律，劳逸结合，恢复期患者可参加散步、做操等轻微活动，避免劳累，以逐渐恢复体力；③加强营养，适当增加蛋白质摄入，但要避免长期摄入高热量、高脂肪饮食，戒烟戒酒；④解释劳累、营养不良、吸烟、饮酒、暴饮暴食、不合理用药、感染等是肝炎复发和病情加重的危险因素，应尽量避免，嘱患者不滥用药物，以免加重肝损害；⑤指导患者出院后定期复查，急性肝炎出院后第 1 个月复查 1 次，以后每 1 ～ 2 个月复查一次，半年后每 3 个月复查一次，定期复查 1 ～ 2 年。

第 2 节　艾滋病患者的护理

案例 2-2

患者，男，48 岁。因“间歇性发热、反复咳嗽、咳痰半年余”入院。患者自述半年前无明显诱因间断出现发热，伴咳嗽、咳痰。自行服用“小柴胡冲剂”可降温。1 周前患者再次出现发热，体温高达 39.5℃，伴有活动后气促。查体：体温（T）38.5℃，脉搏（P）102 次 / 分，呼吸频率（R）22 次 / 分，血压（BP）110/75mmHg。神志清楚，肺部可闻及少量湿啰音。实验室检查：白细胞（WBC）计数 3.8×10^9/L，痰培养发现卡氏肺孢菌。胸部 X 线检查显示间质性肺炎。

问题：1. 该患者主要的护理问题是什么？
2. 主要的护理措施有哪些？

一、概　述

艾滋病的全称是获得性免疫缺陷综合征（acquired immunodeficiency syndrome，AIDS），是一种由人类免疫缺陷病毒（human immunodeficiency virus，HIV）所致的，以全身免疫系统受损而并发一系列机会性感染、肿瘤等为特征的传染病。近年来，随着艾滋病患者就诊率的不断提升以及抗病毒治疗药物的不断发展，HIV 感染已经成为可防可控的慢性疾病。

（一）病原学

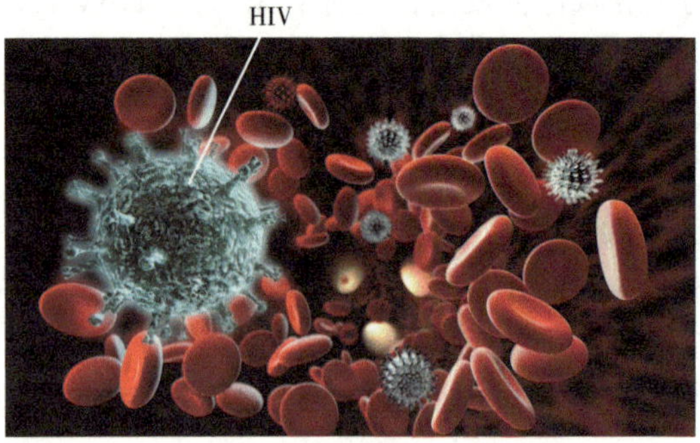

图 2-6　HIV

HIV（图 2-6）属 RNA 反转录病毒，为直径 100 ～ 120nm 的球形颗粒，由核心和包膜两部分组成。HIV 进入人体需要借助易感细胞表面的受体进入细胞，主要侵犯 $CD4^+$ T 淋巴细胞、$CD4^+$ 单核细胞和 B 淋巴细胞。HIV 是一种变异性很强的病毒，根据 HIV 基因差异，可分为 HIV-1 型和 HIV-2 型。目前，我国以 HIV-1 型为主要流行株。HIV 在外界环境中的生存能力较弱，对物理因素和化学因素的抵抗力较低。常见的消毒剂对 HIV 都有较好的灭活作用，70% 乙醇也可灭活 HIV。HIV 对热敏感，100℃作用 20 分钟可完全灭活 HIV。但紫外线或 γ 射线不能灭活 HIV。

（二）发病机制及病理

HIV 主要侵犯人体的免疫系统，$CD4^+$ T 淋巴细胞是 HIV 的主要靶细胞，可表现为 $CD4^+$ T 淋巴细胞数量不断减少，导致人体免疫系统功能缺陷，引起各种机会性感染和肿瘤。

（三）流行病学资料

1. 传染源　HIV 感染者和 AIDS 患者是本病的传染源。HIV 主要存在于传染源的血液、精液和阴道分泌物、胸腔积液、腹水、脑脊液、羊水和乳汁等体液中。

2. 传播途径　包括经不安全性接触（包括同性、异性性接触），经血液及血液制品（包括共用针具静脉注射毒品、不安全规范的介入性医疗操作、文身等），经垂直传播（包括宫内感染、分娩和哺乳）等。

3. 人群易感性　普遍易感。高危人群主要是男男同性性行为者、静脉注射毒品者、与人类免疫缺陷病毒 / 艾滋病（HIV/AIDS）患者有性接触者、多性伴人群。

艾滋病目前流行仍较广泛，几乎所有国家都有感染病例的报道。根据联合国艾滋病规划署估计，截至 2020 年底，全球现存 HIV/AIDS 患者 3770 万，当年新发 HIV 感染者 150 万。目前，我国艾滋病疫情处于低流行水平，但疫情分布不平衡，在某些特定的群体中的流行率仍较高。

二、护理评估

（一）健康史

询问流行病学史：是否患有性病或有性病史；是否有不安全性行为（包括同性和异性性接触）；是否有共用注射器吸毒史；是否有医源性暴露史，如在诊疗过程中的不安全注射、穿刺或手术等，或者有接受过未经 HIV 检测的血液、血制品、组织或器官的历史；是否有职业暴露史，如从事艾滋病防治或可能接触到 HIV 的工作人员，工作时发生过与 HIV 意外接触的历史；是否为 HIV/AIDS 患者的配偶或性伴侣；是否为 HIV/AIDS 患者所生子女。

（二）身心状况

1. 症状与体征 初始感染 HIV 到发展为 AIDS 是一个漫长且复杂的过程。HIV 感染的全过程可分为急性期、无症状期和艾滋病期。病情的发展与病毒、宿主免疫和遗传背景等有关。

（1）急性期 通常指发生 HIV 感染的 6 个月内。部分感染者在急性期出现 HIV 病毒血症和免疫系统急性损伤相关的临床表现。临床表现以发热最为常见，可伴有咽痛、盗汗、恶心、呕吐、腹泻、皮疹、关节疼痛、淋巴结肿大及神经系统症状。此期 $CD4^+$ T 淋巴细胞一过性减少，$CD4^+/CD8^+$ T 淋巴细胞比值倒置。

（2）无症状期 此期可持续 4 ～ 8 年，其长短与感染病毒的数量和型别、感染途径、机体免疫状况、营养条件及生活习惯等有关。此期在临床上可无症状，亦可出现淋巴结肿大等症状或体征，但容易被忽视。由于 HIV 在体内不断复制，$CD4^+$ T 淋巴细胞计数逐渐下降。

（3）艾滋病期 HIV 感染的终末阶段。此期由于 HIV 载量明显升高，$CD4^+$ T 淋巴细胞计量明显减少，机体免疫功能下降，临床可表现为 HIV 相关症状、体征，各种机会性感染和肿瘤。

1）HIV 相关症状、体征：主要表现为持续 1 个月以上的发热、盗汗、腹泻；体重减轻 10% 以上。部分患者表现为神经精神症状，如记忆力减退、精神淡漠、性格改变、头痛、癫痫及痴呆等。此外，还可出现持续性全身性淋巴结肿大，表现为除腹股沟以外有两个或两个以上部位的淋巴结肿大；淋巴结直径≥ 1cm，无压痛，无粘连；持续 3 个月以上。

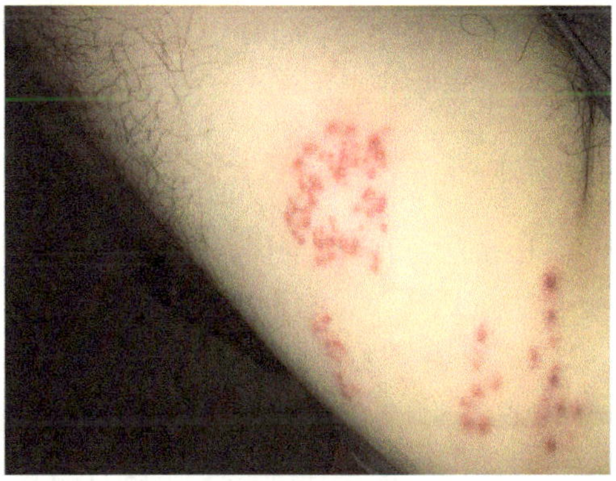

图 2-7 单纯疱疹病毒感染

2）机会性感染和肿瘤：艾滋病常见的机会性感染包括肺孢子虫病、结核病、非结核分枝杆菌感染、巨细胞病毒感染、单纯疱疹病毒感染（图 2-7）、弓形虫脑病、真菌感染、肺外隐球菌病等。艾滋病相关肿瘤主要有非霍奇金淋巴瘤和卡波西肉瘤（Kaposi’s sarcoma，KS）（图 2-8）等。

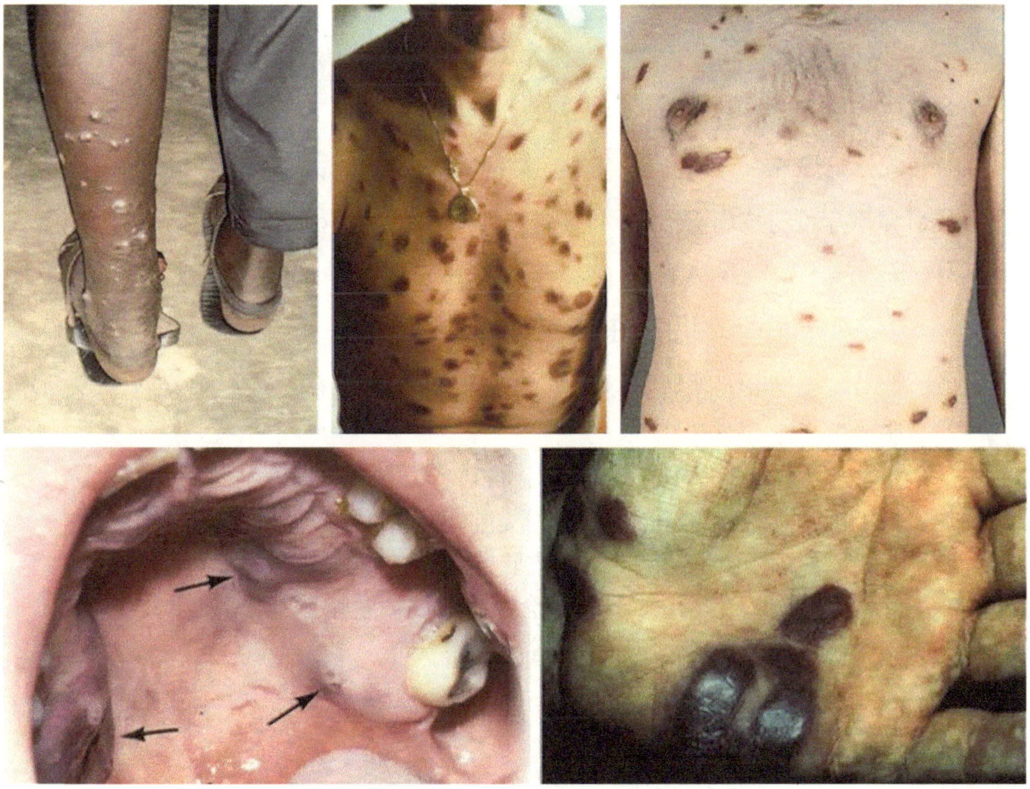

图 2-8 卡波西肉瘤

2. 心理 - 社会状况　目前，艾滋病社会歧视现象仍然存在，及时评估患者有无恐惧、焦虑、绝望、孤独等负性心理，对疾病的认识及适应情况，家属对疾病的认知及对患者的支持程度等。

（三）辅助检查

1. HIV-1/2 抗体检测　包括筛查试验和补充试验。筛查试验阴性可见于未被 HIV 感染的个体或窗口期感染者。对筛查试验结果为阳性或不确定者应进行补充试验。补充试验 HIV-1/2 阳性者才可出具 HIV 抗体阳性确证报告。

2. $CD4^+$ T 淋巴细胞检测　通过 $CD4^+$ T 淋巴细胞计数和百分比可了解机体免疫状态、疾病进展、确定疾病分期、判断治疗效果和预后等。

3. HIV 核酸检测　血浆中可定量检测出病毒 RNA 的量（病毒载量）。

4. HIV 基因型耐药检测　检测结果可为抗病毒治疗方案的制订和调整提供参考。

三、治疗要点

目前尚无特效的病原治疗，总的治疗原则是最大限度地抑制病毒复制，使病毒载量降低至检测下限并减少病毒变异；重建免疫功能；降低 HIV 感染的发病率和病死率，使患者获得正常的预期寿命，提高生活质量。

（一）病原治疗

1. 抗病毒治疗　目前主要采用多种药物联合治疗，称为高效抗反转录病毒治疗（HAART）。尽早开始抗病毒治疗有利于降低病毒载量，维持机体免疫功能，可明显改善患者预后。因此，一旦确证 HIV 感染，无论 $CD4^+$ T 淋巴细胞水平高低，均建议立即开始治疗。使用 HAART 后，需终身服药治疗。

目前国际上共有六大类 30 多种药物，我国的抗反转录病毒药物主要是五大类，包括核苷类反转录酶抑制剂（NRTI）、非核苷类反转录酶抑制剂（NNRTI）、蛋白酶抑制剂（PI）、整合酶抑制剂（INSTI）和膜融合抑制剂（FI）。

2. 成人及青少年初始抗病毒治疗方案　推荐为 2 种 NRTI 类药物联合第三类药物（NNRTI 或 PI 或 INSTI）治疗。

（二）抗机会性感染和抗肿瘤治疗

抗感染和抗肿瘤治疗可与抗病毒治疗同时进行。肿瘤的治疗还应根据病情予以个体化综合治疗，包括手术、化疗和放疗等。

四、主要护理诊断 / 问题

1. 体温过高　与 HIV 感染或机会性感染有关。
2. 腹泻　与胃肠道机会性感染有关。
3. 有感染的危险　与免疫功能受损有关。
4. 营养失调：低于机体需要量　与腹泻、各种艾滋病机会性感染或肿瘤消耗有关。
5. 皮肤完整性受损　与机体免疫功能低下，皮肤感染等有关。
6. 活动耐力下降　与 HIV 感染，并发各种机会性感染或肿瘤等有关。
7. 恐惧　与害怕受歧视、担心疾病预后不良等有关。

五、护理措施

（一）一般护理

1. 隔离　采取血液、体液隔离。在进行可能接触患者血液、体液的诊疗和护理工作时，必须佩戴手套。若手部皮肤出现破损，还应该戴双层手套。在进行可能有血液、体液飞溅的操作时，除佩戴手套、口罩外，还应佩戴护目镜。

2. 休息与活动　无症状期可正常工作、生活，但应避免过度劳累。艾滋病期应卧床休息。

3. 饮食护理　良好的营养状况能有效缓解 HIV/AIDS 患者疾病进程，提高免疫力，降低各类机会性感染的发生。大部分艾滋病期的患者饮食营养摄入量不能满足机体需要，应常规增加口服营养补充剂，必要时可结合鼻饲营养或肠外营养治疗。

（二）病情观察

密切观察患者的生命体征。观察有无发热、盗汗、腹泻、消瘦、神志改变、淋巴结肿大等艾滋病相关症状体征。观察有无机会性感染的发生等。

（三）对症护理

体温过高者可使用物理降温或遵医嘱药物降温。疼痛难以忍受者，可遵医嘱使用镇痛药。呕吐频繁者，可适当禁食，保持口腔的清洁，遵医嘱使用止吐药。腹泻者可遵医嘱使用止泻药，注意肛周皮肤的护理，每次排便后可用温水清洗局部，可涂抹凡士林保护皮肤。有皮疹者应注意穿着舒适、全棉、不刺激皮肤的衣物，避免抓破皮肤。

（四）用药护理

使用抗反转录病毒药物可出现恶心、呕吐、胃肠胀气、头痛、失眠、眩晕等不良反应。应注意观察，定期进行实验室检查。服药依从性是决定抗病毒治疗成功的最关键因素，应对患者服药情况进行严格管理及追踪，做好终身服药指导，嘱患者应按时、按量、遵医嘱服用抗病毒药物。

（五）心理护理

识别和及时处理患者与 HIV 诊断、告知、治疗有关的心理问题，如焦虑、抑郁、绝望和创伤后应激等，为患者提供综合的关怀和服务。抑郁症状会影响患者的服药依从性。应鼓励和支持患者，促进其进行自我管理，改善身心健康，帮助患者建立良好的社会关系。

六、健康宣教

（一）预防知识教育

HIV 感染者应尽早开始抗病毒治疗，以减少传播。加强性教育，正确使用安全套，采取安全性行为；不吸毒、不共用针头和注射器；对无偿献血人群进行 HIV 筛查；严格执行消毒制度，预防医院交叉感染；预防 HIV 职业暴露；控制母婴传播；对 HIV/AIDS 患者的配偶和性伴、与 HIV/AIDS 患者共用注射器的静脉药物依赖者，以及 HIV/AIDS 患者所生的子女进行 HIV 相关检测，并提供相应的咨询服务等。暴露前预防是指对于 HIV 感染的高危人群，可通过每天服用药物以降低 HIV 感染的风险。暴露后预防是一种紧急措施，发生 HIV 暴露后，应尽可能在最短的时间内（尽可能在 2 小时内）进行预防性用药，最好在 24 小时内，但不超过 72 小时，连续服用 28 天。

（二）相关知识教育

尽早启动抗病毒治疗，并维持良好的药物依从性，患者病毒载量长期低于检测下限，则其预后良好。

若疾病发展至艾滋病期，则患者病死率较高。因此，早期诊断、早期治疗是提高 HIV 感染者生活质量、延长其寿命的关键因素。

链接

HIV 感染的全过程管理

抗病毒治疗的出现和药物的不断发展，使得艾滋病成为一种可以治疗但目前尚难以彻底治愈的慢性疾病。HIV 感染的全过程管理指 HIV 感染者在确诊后，多学科合作团队为其提供的一种全程综合诊治和服务关怀管理模式。其主要环节包括：HIV 感染的预防和早期诊断；机会性感染的诊治和预防；个体化抗病毒治疗的启动和随访，服药的依从性教育和监督；非艾滋病定义性疾病的筛查与处理；社会心理综合关怀。其核心思想是通过多学科合作来进行个体化治疗，从而实现从疾病预防到治疗的全方位管理。

第 3 节　麻疹患者的护理

案例 2-3

患儿，男，5 岁。4 天前无明显诱因出现发热，伴咳嗽，畏光、流泪，1 天前耳后、头面部出现皮疹，渐蔓延至胸、腹、背和四肢，原有症状加重。患儿所在幼儿园 7 天前有“麻疹”病例。查体：T 38.5℃，P 120 次 / 分，R 26 次 / 分。结膜充血水肿，全身密集淡红色斑丘疹，部分融合成片，压之褪色，直径 2 ～ 5mm，疹间皮肤正常。血常规：白细胞（WBC）计数 3.9×10^9/L，中性粒细胞（N）0.30，淋巴细胞（L）0.65。

问题：1. 考虑该患者最可能的临床诊断是什么？

2. 主要的护理问题是什么？

一、概　　述

麻疹（measles）是由麻疹病毒引起的急性呼吸道传染病，传染性很强。临床表现为发热、上呼吸道炎症、眼结膜炎等，以皮肤出现红色斑丘疹、颊黏膜上有麻疹黏膜斑及疹退后遗留色素沉着伴糠麸样脱屑为特征。

（一）病原学

麻疹病毒属副黏病毒科，呈球状，内核为单链 RNA，螺旋对称，有包膜，其上含血凝素，只有一种血清型，抗原性稳定。人是麻疹病毒唯一的宿主，病毒主要存在于患者眼结膜、鼻、口咽及气管的分泌物中。麻疹病毒在外界生存能力不强，对紫外线和一般消毒剂均敏感，不耐热，加热至 56℃后 30 分钟即被破坏，在流通空气或日光下 30 分钟即失去活力，耐寒、耐干燥，冰冻干燥可保存 20 年。

（二）发病机制与病理

麻疹病毒侵入人体 2 ～ 3 天后在呼吸道上皮细胞和附近的淋巴结内复制，随着单核吞噬细胞系统感染首次出现病毒血症，5 ～ 7 天后更多的病毒复制发生于局部和末梢单核吞噬细胞系统，并发生第二次病毒血症，出现发热、皮疹等临床表现。麻疹的病理特点是感染部位可见单核细胞浸润、增生及形成多核巨细胞。

（三）流行病学资料

1. 传染源　患者是唯一的传染源。在出疹前 5 天至出疹后 5 天均具有传染性。

2. 传播途径　主要是呼吸道传播，也可直接接触患者的鼻咽分泌物而传播。

3. 人群易感性　人群普遍易感，以 6 个月至 5 岁儿童多见，病后可获持久免疫力。

4. 流行特征　全年均可发病，以冬、春季为多。

二、护理评估

（一）健康史

询问患者在出疹前 7 ～ 21 天是否与麻疹确诊患者有接触史，或在出疹前 7 ～ 21 天有麻疹流行地区居住旅行史。

（二）身心状况

1. 症状与体征　潜伏期 7 ～ 21 天，平均 10 天左右。曾接受过主动或被动免疫者可延长至 3 ～ 4 周。

（1）典型麻疹　临床经过可分为三期。

1）前驱期：一般 3 ～ 4 天。主要表现：①发热，体温一般≥ 38℃，体温逐渐升高，婴幼儿可骤发高热伴惊厥；②上呼吸道卡他症状，咳嗽、流涕、打喷嚏、咽部充血等；③眼结膜炎症状，有畏光流泪、结膜充血、眼睑水肿、眼分泌物增多等；④麻疹黏膜斑（图 2-9）（Koplik spot），起病 2 ～ 3 天，90% 以上的患者在口腔双侧第一臼齿对面的颊黏膜及周围可见 0.5 ～ 1.0mm 灰白色小点，微隆起，周围绕以红晕，逐渐增多，可互相融合，一般在 2 ～ 3 天消失，具有早期诊断价值。

2）出疹期：多在发热 3 ～ 4 天后开始出现皮疹。皮疹（图 2-10）先见于耳后发际，渐及前额、面部、颈部，自上而下至胸、腹、背及四肢，最后达手掌与足底，2 ～ 3 天遍及全身。皮疹初为稀疏淡红色斑丘疹，压之褪色，大小不等，疹间皮肤正常。重症患者皮疹可融合成暗红色，全身毒血症状加重，体温可高达 40℃，可有嗜睡、烦躁不安、谵妄、抽搐。咳嗽加重，肺部可闻及湿性啰音，全身浅表淋巴结及肝脾轻度肿大。此期多持续 3 ～ 5 天，易出现并发症。

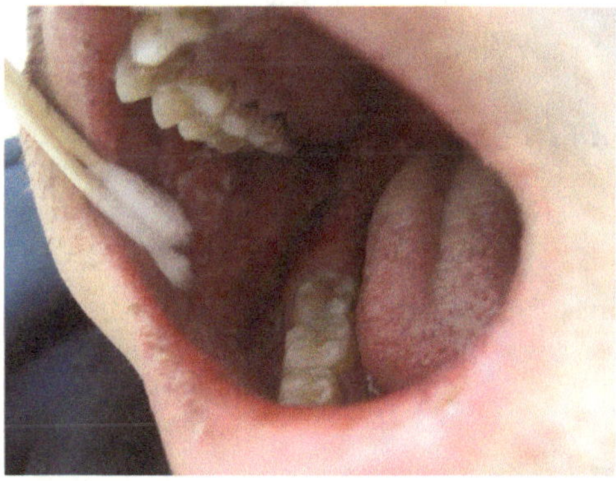

图 2-9　麻疹黏膜斑

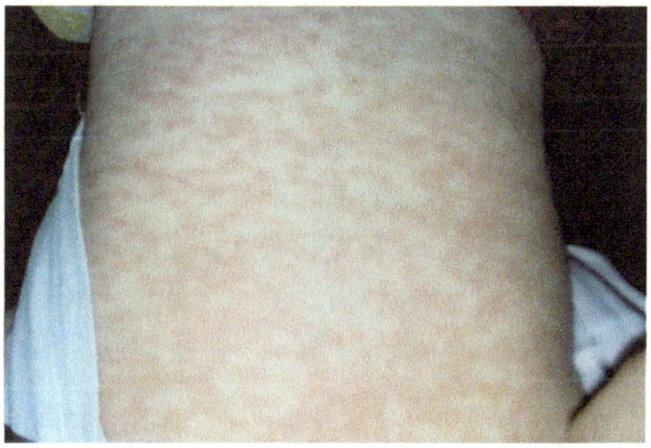

图 2-10　麻疹皮疹

3）恢复期：皮疹出齐后病情缓解，体温下降，在 1 ～ 2 天后降至正常，皮疹按出疹顺序消退并留有糠麸样脱屑及浅褐色色素沉着，持续 1 ～ 2 周。

链接

助记口诀

麻疹病程经过“三三三”：发热三天，出疹三天，退疹三天。

（2）重型麻疹　持续高热至 40℃以上，皮疹融合成片，可见出血性皮疹，病情重且病程长，常伴有肺炎、喉炎或惊厥、昏迷等脑炎表现。

（3）轻型麻疹　发热多低于 39℃，轻度上呼吸道卡他症状，少量皮疹，不留色素沉着或脱屑，口腔麻疹黏膜斑仅见1～2个或无，全身状况良好。无并发症，病程约1周，多见于6个月内婴儿或4周内经过被动免疫的患儿，偶见于接种麻疹疫苗后。

2. 并发症

（1）肺炎　麻疹最常见的并发症，发病率约10%，多见于出疹期，也是引起死亡的主要原因，常见于5岁以下、原有佝偻病和营养不良的小儿。当继发细菌、其他病毒感染或混合感染时，症状加重，表现为高热不退、气急、鼻翼扇动及口唇发绀，肺部可闻及啰音。

（2）喉炎　多见于2～3岁以下婴幼儿，一般预后较好，若继发细菌感染则病情加重，常出现声音嘶哑，犬吠样咳嗽，喉部组织水肿，分泌物增多，严重者可出现缺氧、吸气性呼吸困难等喉梗阻征象。

（3）中耳炎　多见于婴幼儿，是继发细菌感染所致。

（4）脑炎　多见于2岁以上儿童，病死率约为15%，多见于恢复期，患者体温突然再次升高，伴有嗜睡、惊厥等神经系统症状，病程1～2周，30%的存活者有轻重不等的后遗症。

3. 心理-社会状况　麻疹起病急，出现发热、出疹、全身不适等症状，患者有紧张、恐惧的心理。婴幼儿可出现不同程度的烦躁、哭闹、拒食等，家属往往焦虑不安，且担心大面积皮疹会影响孩子个人形象。

（三）辅助检查

1. 血常规检查　白细胞总数降低，淋巴细胞相对增加。

2. 血清学检查　酶联免疫吸附试验（ELISA）检测麻疹IgM抗体，可用于麻疹早期诊断。恢复期血标本麻疹IgG抗体滴度比急性期升高≥4倍。

3. 病毒检测　咽拭子或尿液标本中麻疹病毒核酸阳性或分离出麻疹病毒可诊断。

三、治疗要点

目前无特效抗病毒药物，主要为对症治疗，加强护理，预防和治疗并发症。高热不退者可用小剂量退热药，应避免急骤退热导致虚脱。咳嗽可服祛痰镇咳药。烦躁不安可给予镇静剂。

四、主要护理诊断/问题

1. 体温过高　与麻疹病毒感染有关。

2. 皮肤完整性受损　与皮肤血管受损等有关。

3. 营养失调：低于机体需要量　与高热、出疹、不思饮食有关。

4. 潜在并发症：肺炎、中耳炎、喉炎、脑炎等。

五、护理措施

（一）一般护理

1. 隔离与休息　执行呼吸道措施，隔离至出疹后5天，有并发症者延长至出疹后10天。患者应卧床休息，病室内保持空气清新、通风，室温以18～20℃为宜，相对湿度应维持在50%～60%。室内光线不宜过强，以防强光刺激患者的眼睛。内衣柔软宽适，勤换洗，保持床褥干燥、清洁、平整。切忌用厚被捂汗发疹。

2. 饮食护理　给予清淡、易消化、营养丰富的流质或半流质食物，多喝水以保持充足的水分，脱水或摄入过少者应给予静脉输液，注意保持水、电解质平衡。

（二）病情观察

注意观察体温、脉搏、呼吸和精神状态。出疹期观察出疹顺序、皮疹颜色、分布情况。如皮疹未出齐而骤然隐退，或皮疹稀少、迟迟不能诱发，或出疹时高热骤退，或疹出齐后高热不退，均提示有并发症发生。

（三）对症护理

1. 高热的护理　出疹期如果体温不超过 38.5℃可不予处理，以免妨碍出疹。如无并发症，体温超过 38.5℃，可酌情应用小剂量退热药或物理降温，禁用酒精擦浴。

2. 皮疹的护理　保持床单位清洁、松软、干燥，内衣勤换洗；每日温水轻擦皮肤，忌用肥皂，皮疹严重时不擦浴；出疹期或退热后常有皮肤瘙痒，需剪短指甲，婴幼儿可戴手套，防止搔抓皮肤。

3. 眼、鼻和口腔的护理　眼分泌物多时，可用生理盐水或硼酸溶液清洗双眼后滴眼药水，预防细菌感染。随时清除鼻腔分泌物，保持鼻腔通畅。每日进食后用温水漱口腔，保持口腔清洁、湿润。如有口唇或口角干裂者，可局部涂甘油或润唇膏。

（四）心理护理

告知家属大多数麻疹会痊愈，一般不会遗留色素沉着。及时进行沟通，让患者及家属了解病情、病程及可能发生的并发症，使他们积极配合医护工作，让患者能早日康复。

六、健康教育

（一）预防知识教育

大力宣传接种麻疹减毒活疫苗对预防本病的重要作用，婴儿在出生后 8 个月需按照儿童免疫接种程序接种麻腮风疫苗，18 个月再接种一次，是降低麻疹发病率的关键措施。对麻疹的密切接触者应医学观察 3 ～ 4 周，年幼体弱者接触麻疹患者后，应争取在 5 天内肌内注射人血丙种球蛋白进行被动免疫，可防止发病或减轻症状。

（二）相关知识教育

告知患者及家属麻疹传染性强，流行期间易感儿不要去公共场所。典型麻疹可在家中隔离、治疗及护理。重症患者应及时去医院救治。

第 4 节　水痘患者的护理

案例 2-4

患儿，男，5 个月 13 天。因“发热 3 天，伴全身皮疹、水疱 2 天”入院。患儿 3 天前发热，最高体温 39.2℃，打喷嚏、流鼻涕，吃奶量减少，呕吐，胸、颈、背部皮肤出现红斑、丘疹，随后变成水疱，水疱呈椭圆形，直径 2 ～ 4mm，周绕红晕，疱疹壁薄，内含清澈疱疹液。皮疹逐渐增多，遍布全身，以躯干为多，面部及四肢较少。患儿姐姐 7 岁，10 天前患水痘，现水疱已基本结痂。

问题：1. 考虑最有可能的临床诊断是什么？

2. 如何对该患儿进行皮肤护理？

一、概　　述

水痘（chickenpox）是由水痘 - 带状疱疹病毒初次感染引起的急性传染病。其传染性很强，主要发生在婴幼儿。以发热及成批出现周身性红色斑丘疹、疱疹、痂疹为特征，丘疹、水疱和结痂往往同时存在，病程 2 ～ 3 周。本病一般预后良好，结痂脱落后不留痕迹，重症或并发脑炎者，预后较差，甚至可导致死亡。

（一）病原学

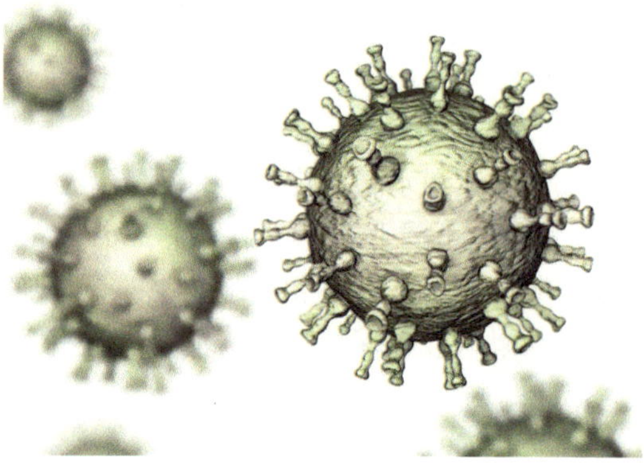

图 2-11 水痘 - 带状疱疹病毒

水痘 - 带状疱疹病毒（图 2-11）属疱疹病毒科，呈球形，为双链 DNA 病毒，直径 150 ～ 200nm，为有包膜的三维对称二十面体。病毒只有一种血清型，人是已知自然界中的唯一宿主。该病毒在外界抵抗力弱，不耐热和酸，能被乙醚等消毒剂灭活，不能在痂皮中存活，但在疱液中可长期存活。

（二）发病机制与病理

水痘 - 带状疱疹病毒经呼吸道飞沫或直接接触侵入人体，先在呼吸道黏膜细胞中复制，2 ～ 3 天后少量病毒进入血液和淋巴液，形成病毒血症，然后在单核吞噬细胞系统内增殖后再次进入血液，形成第二次病毒血症，并向全身扩散，引起各器官病变。水痘皮疹分批出现与病毒间歇性入血有关，并且出现的时间与间歇性病毒血症发生相一致。发病 2 ～ 5 天后，机体出现特异性抗体，病毒血症消失，症状随即好转。

本病病变主要在皮肤的棘状细胞层，细胞变性肿胀，组织液渗入形成透明的单房性疱疹，内含大量病毒。疱疹结痂脱落后一般不留痕迹。小儿初次感染水痘 - 带状疱疹病毒时，临床上表现为水痘，痊愈后获得持久免疫力。当成年后抵抗力下降时病毒被再次激活，引起带状疱疹。

（三）流行病学资料

1. 传染源　水痘患者和带状疱疹患者是唯一的传染源。病毒存在于上呼吸道黏膜和疱疹液中，出疹前 1 天至疱疹完全结痂均有传染性。易感人群接触带状疱疹患者后可引起水痘，不会发生带状疱疹。

2. 传播途径　呼吸道飞沫和直接接触传播，亦可通过接触被污染的用具间接传播。

3. 人群易感性　人群普遍易感，易感儿童接触后 90% 会发病，6 个月以下婴儿和成人少见。好发人群为学龄及学龄前儿童。

本病一年四季均可发生，以冬春季高发。

二、护理评估

（一）健康史

注意水痘的发病季节，询问近期是否到过水痘疫区，当地有无水痘流行，近期是否接触过水痘 - 带状疱疹病毒患者。

（二）身心状况

1. 症状与体征　潜伏期为 10 ～ 21 天，平均为 14 天。典型患者临床上分为前驱期和出疹期。

（1）前驱期　婴幼儿常无症状或症状轻微，可有低热、烦躁、易激惹或拒乳，同时出现皮疹。年长儿和成人可有低热、头痛、乏力、食欲缺乏、咽痛等上呼吸道感染症状，持续 1 ～ 2 天后才出现皮疹。

（2）出疹期　皮疹首先见于躯干、头部，逐渐延及面部，最后达四肢。皮疹分布以躯干为多，面部及四肢较少，呈向心性分布。开始为针帽头大的粉红色斑疹，数小时内变为丘疹，再经数小时变为疱疹。疱疹为单房性，椭圆形，直径 2 ～ 5mm，周围有一圈红晕，疱疹壁薄而易破，疱疹液起初清澈（图 2-12），数小时后变混浊，疱疹处常伴瘙痒而致患者烦躁不安。1 ～ 2 天后，疱疹从中心开始干枯，结痂，红晕消失，经 1 ～ 2 周后痂皮脱落，一般不留痕迹。若继发感染者脱痂时间延长，可能留有瘢痕。从斑疹到丘疹再到疱疹最后结痂，短者仅 6 ～ 8 小时，皮疹发展快是本病特征之一。因皮疹分批出现，故病程中各期皮疹可同时出现，呈现多形态皮疹（图 2-13）。部分患者口腔、咽部或外阴等黏膜处发生皮疹，并迅速变为水疱，破裂后形成溃疡。

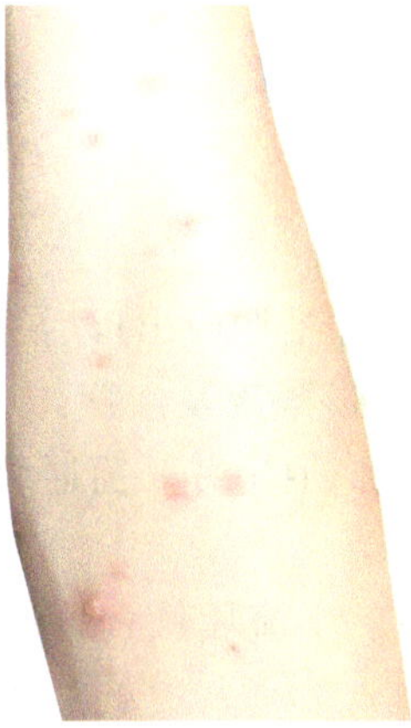

图 2-12　水痘疱疹

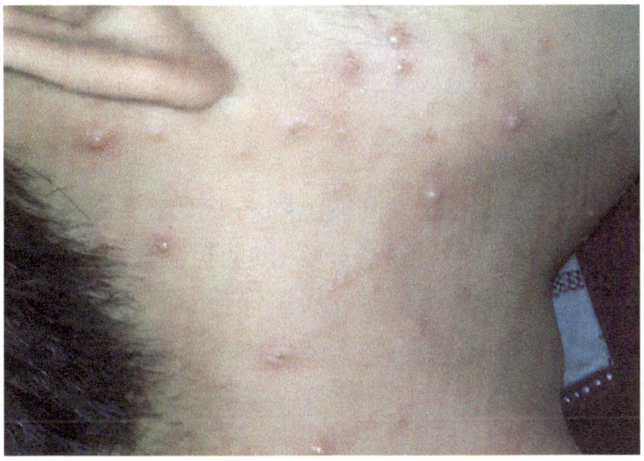

图 2-13　水痘多形态皮疹

水痘多为自限性疾病，10 天左右自愈。免疫缺陷的小儿或应用糖皮质激素的患者合并水痘易形成播散性水痘，病死率高。孕妇妊娠早期患水痘可引起胎儿先天性畸形。孕妇产前数天内患水痘，可导致新生儿水痘综合征。

2. 并发症　主要为肺炎、脑炎和继发性细菌感染。

链接

水痘皮疹特点顺口溜

“老少四辈，成双成对”，主要反映水痘皮疹、丘疹、水疱、结痂的快速演变过程和陆续成批发生的特点。

3. 心理 - 社会状况　发病初期，患者由于缺乏相关的知识，常表现为紧张。后因皮疹瘙痒难忍，常易出现焦虑、烦躁不安、睡眠障碍等心理问题。由于该病通过呼吸道飞沫和直接接触传播，会给家属造成紧张的心理，社会人员缺乏相应的防控措施，容易被感染。

（三）辅助检查

1. 血常规　血白细胞计数正常或稍微增高，淋巴细胞数量相对增多。

2. 疱疹刮片　检查刮取新形成疱疹的基底组织碎片涂片，染色后镜检。可见多核巨细胞及细胞内包涵体。

3. 免疫学检查　常用为补体结合试验。患者出疹 1 ～ 4 天血清中即出现补体结合抗体，2 ～ 6 周达高峰，6 ～ 12 个月后逐渐下降。

4. 病毒分离　取发病 3 ～ 4 天患者的疱疹液做组织培养，分离病毒。

三、治疗要点

免疫缺陷或应用免疫抑制剂的患者、新生儿感染者应及早使用抗病毒药物，首选阿昔洛韦。如在出疹 24 小时内进行治疗，则能控制皮疹发展，加速病情恢复。严重病例可使用干扰素。继发细菌感染时应使用抗菌药物，合并脑炎出现脑水肿者，应采取脱水治疗。水痘患者不宜使用糖皮质激素。

四、主要护理诊断/问题

1. 皮肤完整性受损　与水痘病毒引起的皮疹及继发感染有关。
2. 体温过高　与病毒感染、致热源释放入血有关。
3. 焦虑　与皮肤引起的瘙痒、结痂，担心疾病愈后皮疹处留瘢痕等有关。
4. 潜在并发症：皮肤继发细菌感染、肺炎、脑炎。

五、护理措施

（一）一般护理

1. 隔离与休息　按呼吸道隔离和接触隔离的要求，隔离至疱疹全部结痂或出疹后7天。无并发症者，居家隔离观察，注意做好其他家庭成员的防护。有并发症者，需住院隔离及治疗，做好病室消毒，每天用紫外线消毒1次，每次1小时。居室保持安静、舒适，每天打扫卫生并开窗通风2次，保持室内温度22～28℃，湿度50%～60%。适当休息。

2. 饮食护理　给予高热量、高蛋白、高维生素、易消化的流质、半流质饮食，忌食辛辣、刺激性食物。鼓励患者多饮水。

（二）病情观察

1. 生命体征的观察　主要观察患者生命体征，特别是体温的变化，每天测量体温4次。
2. 皮疹的观察　观察皮疹分布、颜色，是否破溃、感染、结痂。
3. 并发症的观察　严格观察可能出现的并发症。如患者出现咳嗽、咳痰费力、口唇发绀、头痛、呕吐等症状，应及时报告医生，遵医嘱治疗。

（三）对症护理

1. 发热的护理　一般不需要使用药物降温。如有高热，可用物理降温或小剂量退热剂，避免使用阿司匹林退热，以免诱发瑞氏综合征。

2. 皮肤黏膜的护理　注意个人卫生，保持皮肤清洁、干燥。每天清洗、消毒皮肤2次，勤换衣被，穿着宽松、柔软的衣服。剪短指甲，叮嘱患者不可抓挠疱疹，以免疱疹破溃造成皮肤感染，婴儿可戴并指手套或用长袖遮盖双手。皮疹瘙痒者可涂抹炉甘石洗剂或5%碳酸氢钠溶液，严重时可遵医嘱口服抗过敏药物。疱疹破溃或继发感染者，可局部涂抹抗生素软膏或遵医嘱口服抗生素控制感染。

（四）用药护理

遵医嘱使用抗病毒药，必要时用抗生素，及时观察药物的疗效及毒副作用。避免使用糖皮质激素类药物，包括糖皮质激素类软膏，因其可使皮疹泛化或继发感染，加重病情。

（五）心理护理

认真倾听患者的诉求，及时回答患者及家属的问题，关心体贴患者，及时解除患者的心理压力，支持鼓励患者，帮助患者树立战胜疾病的信心和勇气。讲解水痘相关知识，如病因、流行病学的特点、治疗、预防和预后等。

六、健康教育

患者呼吸道分泌物和污染用品应及时消毒处理。水痘流行期间，易感者不宜去公共场所，外出时应戴口罩。易感者避免与水痘患者接触。小儿患水痘后，应在全部皮疹干燥结痂后重返幼儿机构。1

岁以上健康儿童、青少年及成人、高危人群、密切接触者进行水痘减毒活疫苗主动免疫。对于免疫功能低下者、使用免疫抑制剂者或孕妇，如有接触史，可用丙种球蛋白、带状疱疹免疫球蛋白肌内注射进行被动免疫。

第 5 节　流行性腮腺炎患者的护理

案例 2-5

患儿，女，10 岁。因“发热、左耳下肿胀、头痛、反复呕吐 10 天”入院。患儿于 10 天前无明显诱因出现左耳下肿痛，随后出现发热，体温最高可达 38.5℃，伴有头痛、恶心、呕吐。门诊以“流行性腮腺炎”收入院。查体：T 38.2℃，P 98 次 / 分，R 22 次 / 分，BP 120/78mmHg。神志清楚，皮肤无皮疹。全身淋巴结无肿大。左侧耳下以耳垂为中心向前、向下、向后肿大约 3cm×2cm，无压痛，右侧耳下未见异常。颈软，无抵抗。心肺腹查体无异常。神经系统检查无异常。实验室检查：白细胞（WBC）计数 11×10^9/L，中性粒细胞（N）0.75，嗜酸性粒细胞（E）0。

问题：1. 目前该患者的护理问题有哪些？

2. 请列出主要的护理措施。

一、概　　述

流行性腮腺炎（mumps）是由腮腺炎病毒引起的急性、全身性感染。多见于儿童及青少年，以腮腺肿大、疼痛为主要临床特征（偶也可无腮腺肿大），有时累及其他唾液腺。常见合并症有脑膜脑炎、睾丸炎。

（一）病原学

腮腺炎病毒是一种单股 RNA 病毒，属副黏病毒科腮腺炎病毒属。该病毒结构稳定，只有一个血清型。人是腮腺炎病毒唯一的宿主。病毒有嗜腺体及嗜神经性。腮腺炎病毒对外界抵抗力低，对甲醛、乙醇和热敏感，加热至 55 ～ 60℃后 10 ～ 20 分钟即可灭活。但病毒可耐受低温，–70℃可以存活数年。

（二）发病机制与病理

腮腺炎病毒通过呼吸道进入人体后，在局部黏膜上皮组织中大量增殖后进入血液循环，引起第一次毒血症。病毒经血液侵犯多个腺体组织，如腮腺、胰腺和性腺等，亦可侵犯神经系统和其他器官，引起相应的临床表现。病毒进一步复制后再次侵入血液，形成第二次病毒血症，并侵犯第一次病毒血症未累及的器官。本病的主要病理改变为腮腺的非化脓性炎症。睾丸、胰腺受损可出现睾丸炎和胰腺炎等。病毒易侵犯成熟睾丸，幼年患者很少出现睾丸炎。脑部病变主要表现为神经细胞变性和神经元水肿。感染后可产生持续时间较长的免疫力，再次感染少见。

（三）流行病学资料

1. 传染源　早期患者和隐性感染者为传染源。腮腺肿胀前 7 天和肿胀后 2 周内，均有传染性。

2. 传播途径　主要通过呼吸道传播。发病早期可在患者的唾液、尿液、血液等体液中分离病毒。因此，接触到患者的唾液及其他污染物也可感染。

3. 人群易感性　普遍易感。幼儿与青少年高发，可在托儿所、幼儿园和学校等范围内流行。感染后可产生持续时间较长的免疫力，再次感染少见。

本病呈全球性分布，以冬、春季节多见。

二、护理评估

（一）健康史

询问流行病学史：发病前 2 ～ 3 周有无与流行性腮腺炎患者接触史，有无接种过相关疫苗，既往有无患流行性腮腺炎史。

（二）身心状况

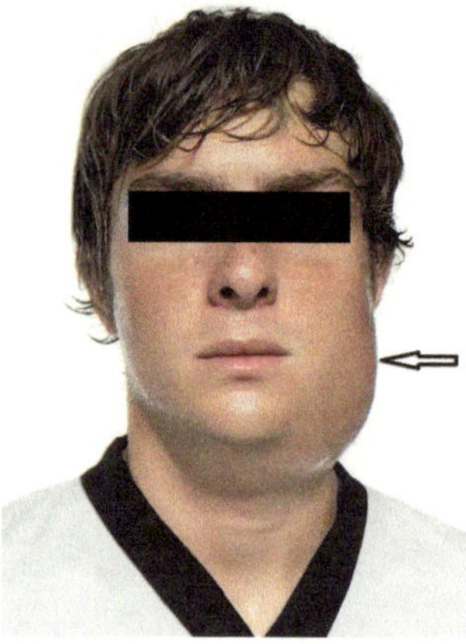

图 2-14　腮腺肿大

1. 症状与体征　潜伏期为 8 ～ 30 天，平均为 18 天。

（1）典型流行性腮腺炎症状　患者多无前驱症状，部分可有发热、头痛、乏力和食欲减退等症状。以一个或多个唾液腺肿大为特点，腮腺肿大最常见。发病 1 ～ 2 天后出现耳部或颧骨弓疼痛并出现腮腺肿大，体温可高达 40℃。通常为一侧腮腺先肿大，1 ～ 4 天后可累及对侧。腮腺肿大以耳垂为中心向前、后、下发展，面部因腮腺肿大（图 2-14）导致下颌骨边缘不清。皮下软组织水肿导致局部皮肤发亮但不发红，疼痛明显，张口和咀嚼或进食酸性食物疼痛加剧。腮腺管口红肿，挤压无脓性分泌物。腮腺肿大 2 ～ 3 天达高峰，持续 5 天左右逐渐减退，全程 10 ～ 14 天。腮腺肿胀最具特异性，亦可波及颌下腺和舌下腺等，引起颈前肿胀和吞咽困难等。

（2）不典型病例可无腮腺肿胀而表现为单纯睾丸炎或脑膜脑炎。

2. 并发症　腮腺炎并发症的发生率随着年龄的增长而增加。

（1）脑膜炎　为儿童腮腺炎最常见的并发症，一般发生在腮腺炎发病后 4 ～ 5 天。并发脑膜脑炎时可出现发热、头痛、呕吐、嗜睡和脑膜刺激征阳性等。

（2）睾丸炎　多发生在青春期后的男性患者。睾丸炎常发生在腮腺肿胀开始消退时，患者又出现发热，睾丸肿胀和疼痛明显。睾丸炎多为单侧，双侧睾丸炎发生率约为 30%。部分患者睾丸炎发生后出现不同程度的睾丸萎缩，极少发生不育症。

（3）卵巢炎　在成年女性发生率为 5%。女性并发卵巢炎症状较轻，可出现下腹部疼痛、月经不调等，有时可触及肿大的卵巢。一般不影响受孕。

（4）胰腺炎　常发生于腮腺肿大数天后，可有发热、恶心、呕吐、中上腹疼痛和压痛。

（5）其他　还可导致心肌炎、乳腺炎、骨髓炎和甲状腺炎等。

3. 心理 - 社会状况　流行性腮腺炎可因疼痛明显、进食困难而导致患者烦躁不安。出现并发症时患者常担心预后不良，如并发脑膜炎担心出现后遗症，并发生殖系统炎症担心影响生育，或因腮腺肿胀导致外貌改变而出现焦虑、抑郁等不良情绪。应注意评估患者及家属对疾病的发生、发展、流行及预防等方面的认知情况。

（三）辅助检查

1. 一般检查　白细胞计数大多正常或稍升高，并发睾丸炎时白细胞可升高。尿常规一般正常，有肾损害时尿中可检出蛋白和管型。

2. 淀粉酶检查　大多数患者在发病早期有血清和尿淀粉酶升高。淀粉酶升高的程度与腮腺肿胀程度成正比。血清脂肪酶升高有助于胰腺炎的诊断。

3. 血清学检查　血清中检测出腮腺炎病毒特异性 IgM 抗体，提示有近期感染。恢复期与急性期（间隔 2 ～ 4 周）血清腮腺炎病毒 IgG 抗体滴度比呈 4 倍或 4 倍以上升高（含抗体阳转）。应用 PCR 技术检测腮腺炎病毒 RNA，可提高可疑患者的确诊率。

4. 脑脊液检查　在脑膜炎并发症患者中，约半数患者脑脊液中白细胞计数升高。

5. 病毒分离　患者唾液、尿液和脑脊液中可分离出腮腺炎病毒。

三、治疗要点

治疗原则为病原治疗的同时配合对症治疗，积极防治各种并发症。使用利巴韦林抗病毒治疗可能有一定疗效，合并有睾丸炎患者使用干扰素，有可能使腮腺炎和睾丸炎症状较快好转。重症或并发脑膜脑炎、心肌炎的患者，可应用糖皮质激素治疗。若有剧烈头痛、呕吐，怀疑有颅内压增高者，应使用甘露醇脱水降颅内压。男性成人患者可口服己烯雌酚预防睾丸炎。本病治疗以清热解毒、软坚散结为基本原则。患者可口服中成药，如蒲地蓝消炎口服液、安宫牛黄丸（散）和龙胆泻肝丸等。

四、主要护理诊断 / 问题

1. 体温过高　与腮腺炎病毒感染有关。
2. 急性疼痛　与腮腺局部肿胀、疼痛有关。
3. 营养失调：低于机体需要量　与腮腺肿胀、疼痛导致张口进食困难、进食不足有关。
4. 潜在并发症：脑膜脑炎、睾丸炎、卵巢炎和胰腺炎等。

五、护理措施

（一）一般护理

1. 隔离与休息　患者应注意休息，呼吸道隔离直至腮腺肿胀完全消退后 5 天为止。

2. 饮食护理　予以清淡、富含营养、易消化的流质或半流质食物，避免进食肥腻、辛辣、坚硬和酸性食物。保证液体的摄入量。注意保持口腔清洁。

（二）病情观察

观察及评估患者体温、神志等改变，腮腺肿胀程度、局部疼痛程度及发展变化。及早识别并发症的发生：剧烈头痛、恶心、呕吐、神志改变，提示可能出现脑膜脑炎；高热、寒战、睾丸肿痛等提示有睾丸炎；如有上腹疼痛及压痛、肌紧张，并伴有腹胀、恶心、呕吐等，提示可能出现胰腺炎。

（三）对症护理

体温过高者，可采用物理降温，必要时可适当使用药物降温。注意保持口腔清洁，餐后可用生理盐水漱口。疼痛明显者可采用局部间歇冷敷，或使用如意金黄散等局部外敷，减轻疼痛。

（四）并发症护理

并发脑膜脑炎时，予以降温、降颅内压等处理；并发睾丸炎时，用丁字带将肿大睾丸托起，局部冷敷，减轻疼痛；并发胰腺炎时，禁食，予以补液等。

（五）心理护理

向患者及家属介绍本病的临床表现及预后，说明本病大多为自限性疾病，预后良好，以减少患者及家属焦虑、抑郁等不良情绪。

六、健康教育

（一）预防知识教育

患者隔离治疗，流行期间应少到人群密集的公共场合。应用疫苗对易感人群进行主动免疫是预防的重点。目前国内外应用的是腮腺炎、风疹和麻疹三联减毒活疫苗进行预防接种。

（二）相关知识教育

指导患者及家属做好隔离消毒。说明病情观察的重要性，及时发现并发症。介绍减轻疼痛的方法，减轻患者的不适感。

第 6 节　流行性感冒患者的护理

案例 2-6

患者，女，40 岁。前天去探望患“流行性感冒”的亲戚，回来后出现畏寒、乏力、头痛、肌肉关节酸痛等症状，未及时处理，今日上午体温升至 39.8℃，遂来院就诊。体格检查：急性病容，咽部充血红肿，无分泌物。

问题：1. 患者最可能的诊断是什么？

2. 针对该患者目前的情况，可以提出哪些护理诊断？

3. 主要的护理措施有哪些？

一、概　　述

流行性感冒（influenza）简称流感，是由流感病毒引起的急性呼吸道传染病。临床特征为发热、乏力、头痛、全身肌肉酸痛等全身中毒症状较重，上呼吸道症状较轻，重症病例可引起急性呼吸窘迫综合征或多器官功能衰竭等，病情进展快、病死率高。

（一）病原学

流感病毒属正黏病毒科，为单股、负链、分节段 RNA 病毒，病毒呈球形，新分离的毒株多呈丝状，结构自外而内可分为包膜、基质蛋白及核心三部分。流感病毒分为甲（A）、乙（B）、丙（C）三型，近年来才发现的牛流感病毒将归为丁（D）型。流感病毒可引起人、禽、猪、马、蝙蝠等多种动物感染和发病。甲型流感病毒经常发生抗原变异，目前感染人的主要是甲型流感病毒中的 H1N1、H3N2 亚型（其中的 H 和 N 分别代表流感病毒两种表面糖蛋白）及乙型流感病毒中的 Victoria 系和 Yamagata 系。

流感病毒对热敏感，对紫外线及乙醇、碘伏、碘酊等常规消毒剂敏感，加热至 56℃ 后 30 分钟即可灭活，阳光直射下 40 ～ 48 小时可使病毒失活，对低温和干燥耐受力强。

（二）发病机制与病理

流感病毒侵入呼吸道黏膜的上皮细胞后发生复制，借助病毒神经氨酸酶的作用而释出，再侵犯邻近细胞后使感染扩散，引起呼吸道炎症及全身中毒症状。本病病理变化为呼吸道纤毛上皮细胞呈簇状脱落、上皮细胞化生、固有层黏膜细胞充血、水肿伴单核细胞浸润等。重者可以发生出血、支气管和细支气管细胞广泛坏死，伴有纤毛上皮细胞脱落、纤维蛋白渗出、炎症细胞浸润、透明膜形成、肺泡和支气管上皮细胞充血、间质性水肿、单核细胞浸润等病理改变。

（三）流行病学资料

1. 传染源　患者及隐性感染者是本病的主要传染源。从潜伏期末到急性期都有传染性，病毒在患者的鼻涕、唾液、痰液等呼吸道分泌物中一般持续排毒 3 ～ 7 天，儿童、免疫功能受损及危重患者病毒排毒时间可超过 1 周。

2. 传播途径　流感病毒主要通过打喷嚏和咳嗽等所致飞沫传播，经口腔、鼻腔、眼部等黏膜直接或间接接触感染。接触被病毒污染的物品也可通过上述途径感染。在特定场所，如人群密集且密闭或通风不良的房间内，也可能通过气溶胶的形式传播。

3. 人群易感性　普遍易感。各型流感病毒之间无交叉免疫，感染后或接种流感疫苗可有效预防相应亚型 / 系的流感病毒感染。

流感常突然发生，扩散速度快，从而造成全球不同程度的流行。在我国四季均可发生，多发生在冬春季节，南方在夏秋季也可见流感流行。甲型和乙型流感病毒每年呈季节性流行，甲型甚至可引起全球大流行，乙型常引起局部暴发或小流行。丙型多为散发出现，主要侵犯婴幼儿。

二、护理评估

（一）健康史

询问近期是否接触过流感患者，是否去过流感流行区，当地是否有流感流行或成批动物死亡，有无流感疫苗接种史。

（二）身心状况

1. 症状与体征　潜伏期一般为 1 ～ 7 天，多数为 2 ～ 4 天。

起病急，主要以发热、头痛、肌肉酸痛和全身不适起病，体温可达 39 ～ 40℃。可有畏寒、寒战，多伴全身肌肉关节酸痛、乏力、食欲减退等全身症状，常有咽喉痛、干咳，可有鼻塞、流涕、胸骨后不适、颜面潮红、眼结膜充血等。部分患者症状轻微或无症状。

儿童的发热程度通常比成人高，患乙型流感时有恶心、呕吐、腹泻等消化道症状也较成人多见。新生儿可仅表现为嗜睡、拒奶、呼吸暂停等。

无并发症者病程呈自限性，多于发病 3 ～ 5 天后发热逐渐消退，全身症状好转，但咳嗽、体力恢复常需要较长时间。

出现以下情况之一者为重症病例：①持续高热＞ 3 天，伴有剧烈咳嗽、咳脓痰、血痰或胸痛；②呼吸频率快，呼吸困难，口唇发绀；③反应迟钝、嗜睡、躁动等神志改变或惊厥；④严重呕吐、腹泻，出现脱水表现；⑤合并肺炎；⑥原有基础疾病明显加重；⑦需住院治疗的其他临床情况。

下列人群感染流感病毒后较易发展为重症病例，应当给予高度重视：①年龄＜ 5 岁的儿童（年龄＜ 2 岁更易发生严重并发症）。②年龄≥ 65 岁的老年人。③伴有以下疾病或状况者：慢性呼吸系统疾病、心血管疾病（高血压除外）、肾病、肝病、血液系统疾病、神经系统及神经肌肉疾病、代谢及内分泌疾病、恶性肿瘤、免疫功能抑制等。④肥胖者，体重指数（BMI）＞ 30kg/m^2。⑤妊娠期及围产期妇女。

出现以下情况之一者为危重症病例：①呼吸衰竭；②急性坏死性脑病；③休克；④多器官功能不全；⑤其他需要进行监护治疗的严重临床情况。

2. 并发症　肺炎是最常见的并发症，其他并发症有神经系统损伤、心脏损伤、肌炎和横纹肌溶解、休克等。儿童流感并发喉炎、中耳炎、支气管炎较成人多见。

3. 心理 - 社会状况　患者因对流感认识不足，缺乏流感防控知识而出现过分自信；部分患者因突然高热、头痛、全身肌肉关节酸痛而出现焦虑、烦躁等情绪。

（三）辅助检查

1. 血常规检查　白细胞总数正常或减少，重症病例淋巴细胞计数明显降低。

2. 血生化检查　可有天冬氨酸转氨酶、丙氨酸转氨酶、乳酸脱氢酶、肌酐等升高；少数病例肌酸激酶升高，部分病例可出现低血钾。

3. 血清学检查　IgG 抗体水平恢复期比急性期呈 4 倍或以上升高有回顾性诊断意义。IgM 抗体检测敏感性和特异性较低。

4. 病原学检查

（1）核酸检测　敏感性和特异性高，且能区分病毒类型和亚型。目前主要使用荧光定量聚合酶链反应（PCR）直接检测呼吸道标本（鼻咽拭子、咽拭子、气管分泌物、痰）中流感病毒核酸。对重症患者，检测下呼吸道（痰或气管分泌物）标本更加准确。

（2）病毒培养分离　从鼻咽部、气管分泌物中直接分离流感病毒，是确诊本病的重要依据。

（3）病毒抗原检测　采用胶体金法和免疫荧光方法检测呼吸道标本，抗原检测速度快，但敏感性低于核酸检测。病毒抗原检测阳性支持诊断，但阴性不能排除流感。

5. 影像学检查　多数无肺内受累。并发肺炎者 X 线检查可出现散在絮状阴影。

三、治疗要点

在出现流感症状后 48 小时内尽早开始抗流感病毒药物治疗，可以缓解流感症状、缩短病程，减少并发症。临床上常用的药物有奥司他韦、扎那米韦等。金刚烷胺、金刚乙胺对目前流行的流感病毒株耐药，不建议使用。

重症病例原则上积极治疗原发病，防治并发症，同时进行有效的器官功能支持，包括常规氧疗、鼻导管高流量氧疗、无创通气或有创机械通气等。对难治性低氧血症患者，可考虑使用体外膜肺氧合（ECMO）。

四、主要护理诊断 / 问题

1. 体温过高　与病毒感染有关。
2. 气体交换受损　与肺部炎症有关。
3. 舒适度减弱　与头痛及全身肌肉酸痛有关。
4. 潜在并发症：肺炎、神经系统损伤、休克等。

五、护理措施

（一）一般护理

1. 隔离与休息　主要采用呼吸道隔离与接触隔离，隔离至热退后 2 天，确诊病例可置于同一病房，疑似病例应单间隔离。病室每日空气消毒 2 次，患者用过的衣物、床单等进行消毒。一旦发现疑似人感染高致病性禽流感病例，于 2 小时内将传染病报告卡通过网络报告。患者症状明显或有并发症者应注意卧床休息，待症状好转，可逐渐增加活动量。

2. 饮食护理　急性期给予患者高糖、高蛋白质、高维生素、易消化饮食，如米汤、粥、牛奶、蛋类、米粉等。进食不足者，可遵医嘱给予静脉补液治疗。

（二）病情观察

严密观察患者生命体征和意识状况，每 2 ～ 4 小时测量体温 1 次，及时做好记录。注意观察患者咳嗽的时间和性质，咳痰的颜色、性质和量，呼吸困难的情况是否改善或加重。当发现患者尿量减少、血压下降、神志不清，或者频繁呕吐、反复惊厥、进行性意识障碍、肺部出现湿啰音等情况，应立即报告医生，配合医生进行抢救和治疗，保护重要脏器功能。

（三）对症护理

1. 高热的护理　指导患者卧床休息，多饮水，注意口腔护理，定时监测体温。用温水擦浴、冰敷头部或大动脉流经部位。遵医嘱使用解热镇痛药，儿童忌服含阿司匹林的药物，以避免产生瑞氏综合征。必要时遵医嘱经静脉补充液体。出汗后及时擦干汗液，更换衣服和被单，保持皮肤清洁、干燥。

2. 呼吸道的护理　保持呼吸道通畅，指导患者进行有效的咳嗽，协助患者翻身、拍背，及时把痰液排出体外，必要时遵医嘱给予祛痰止咳剂。鼻塞者可用 1% 麻黄碱溶液滴鼻。咽痛患者可服用含片减轻疼痛。

3. 预防继发细菌感染　做好手卫生，严格消毒空气、物品、分泌物等，防止在护理操作或使用呼吸机过程中发生交叉感染。严重病例易并发细菌感染，可遵医嘱应用广谱抗生素，预防继发细菌感染。

（四）用药护理

遵医嘱使用抗病毒药物及解热镇痛药等，观察药物的疗效及不良反应。如使用奥司他韦不良反应主要有恶心、呕吐、腹泻、腹痛、咳嗽、咳痰、眩晕、头痛、失眠等。

（五）重症或危重症流感患者护理

给予患者半卧位或坐位，及时清除口腔分泌物。低氧血症或呼吸衰竭者，遵医嘱给予鼻导管吸氧或呼吸机辅助通气。

重症或危重症流感患者合并细菌感染或真菌感染时，给予抗菌药物和抗真菌药物；合并神经系统并发症时，给予 20% 甘露醇加压快速静脉滴注，防止静脉栓塞；合并休克者，立即开通两条静脉通道，积极抗休克处理，纠正酸中毒。注意观察药物的不良反应。

（六）心理护理

护理人员应关心、体贴患者，及时发现患者的心理变化，积极疏导。耐心讲解流行性感冒的相关知识，增强患者战胜疾病的信心及勇气，鼓励患者保持乐观的情绪，积极配合治疗和护理。

六、健康教育

（一）预防知识教育

养成良好的卫生习惯是预防流感等呼吸道传染病的重要方法，主要措施包括：勤洗手、保持环境清洁和通风，在流感流行季节尽量减少到人群密集场所活动，避免接触呼吸道感染患者；保持良好的呼吸道卫生习惯，咳嗽或打喷嚏时用手或双层纸巾、毛巾等捂住口鼻，咳嗽或打喷嚏后洗手，尽量避免手触摸眼、鼻或口；出现流感样症状应当注意自我隔离，就医过程中需佩戴口罩。

接种流感疫苗是预防流感最有效的方法。另外，可服用抗病毒药物进行预防，但不能代替疫苗接种，只能作为没有接种疫苗或接种疫苗后尚未获得免疫力的高风险人群的紧急临时预防措施。

（二）相关知识教育

向患者及家属宣教本病的发病知识和相关的护理措施，指导患者补充水分、电解质和营养，重视室内通风和换气，教会家属进行皮肤护理、发热护理、饮食护理及病情观察，预防继发感染。

第 7 节　狂犬病患者的护理

案例 2-7

患者，男，55 岁，因“发热、畏光、恐水 2 天”入院。患者发病前 2 个月有犬咬伤史，未注射狂犬病疫苗。急诊以“狂犬病”收入院。患者自发病以来，精神欠佳、食欲差、睡眠差。查体：T 38.2℃，P 115 次 / 分，R 20 次 / 分，BP 145/95mmHg。神志清楚，皮肤黏膜无黄染，心肺腹部查体无异常。

问题：1. 该患者主要的护理诊断是什么？

2. 主要的护理措施有哪些？

一、概　　述

狂犬病是由狂犬病毒引起的一种人兽共患的中枢神经系统急性传染病。病毒主要通过破损的皮肤或黏膜侵入人体，临床大多表现为特异性恐水、怕风、咽肌痉挛和进行性瘫痪等。狂犬病无特效药物治疗，是目前世界上病死率最高的传染病，一旦出现临床症状，病死率几乎为100%。暴露后处置是预防狂犬病的唯一有效手段。

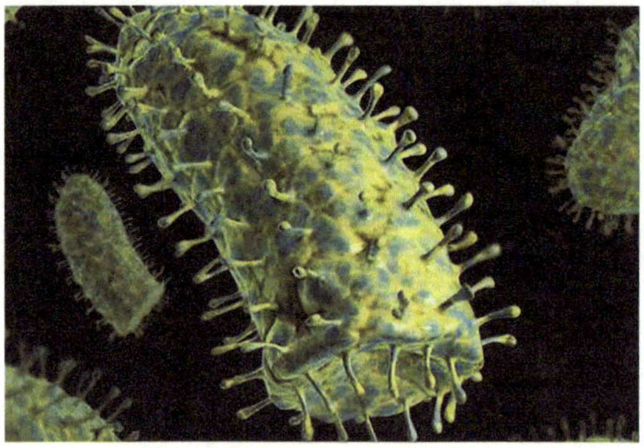

图 2-15　狂犬病毒

（一）病原学

狂犬病毒（图 2-15）是一种弹状病毒，形如子弹，一端圆凸，一端平凹。直径 65 ～ 80nm，长 130 ～ 240nm。核衣壳呈螺旋对称，表面具有包膜，内含有单链 RNA。狂犬病毒体外存活能力较差，不耐高温，悬液中的病毒经加热至 56℃后 30 ～ 60 分钟或加热至 100℃后 2 分钟即失去感染力，对脂溶剂（肥皂水、氯仿、丙酮等）、乙醇、过氧化氢、高锰酸钾、碘制剂及季铵类化合物（如苯扎溴铵）等敏感。

（二）发病机制与病理

狂犬病毒自皮肤或黏膜破损处侵入人体后，对神经组织有强大的亲和力，可分为 3 个阶段（图 2-16）：①侵入周围神经：病毒先在感染部位小量繁殖后侵入近处的周围神经。②侵入中枢神经：沿神经轴突向中枢神经系统“向心性”移行，然后侵入脊髓并很快到达脑部，一般不进入血流形成病毒血症。③向各器官扩散：在中枢神经系统中增殖后，病毒“离心性”扩散，并感染其他非神经组织。临床发病时，病毒已广泛分布于中枢神经系统及神经外的器官中。

此病的主要病理变化为急性弥漫性脑脊髓炎。特征性病变为神经细胞的胞质内可见嗜酸性包涵体，称内氏小体（内基小体）。该小体位于细胞质内，呈圆形或椭圆形，染色后呈樱桃红色。

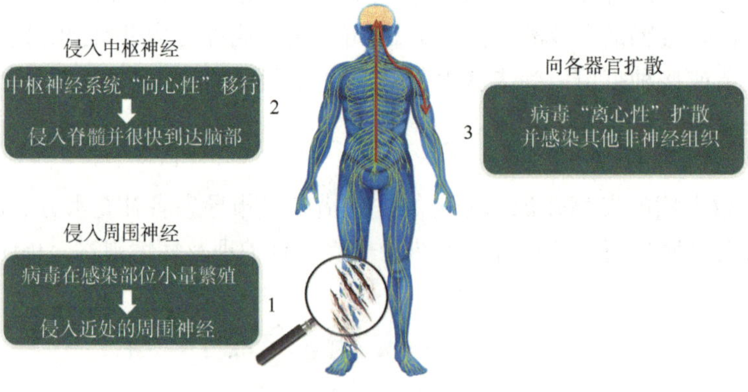

图 2-16　狂犬病发病机制

（三）流行病学资料

1. 传染源　带有狂犬病毒的哺乳动物和翼手目动物（蝙蝠）是本病的传染源。犬科动物是我国狂犬病的主要传染源，约占 95%；其次为猫，占 5% 左右；狐狸、貉、狼等是我国重要的野生狂犬病宿主和传染源。狂犬病毒在人与人之间的传播极其罕见。

2. 传播途径　主要经直接接触传播，常见的感染方式是被发病动物咬伤、抓伤。破损的皮肤或黏膜接触发病动物的唾液和分泌物亦可感染。对带狂犬病病毒的动物解剖、宰杀、剥皮偶尔也会造成感染。特殊情况下，可由气溶胶经呼吸道感染狂犬病毒，如在蝙蝠密度高的洞穴中活动的人。

3. 人群易感性　普遍易感。我国狂犬病病例呈现“三多”的特征：农村地区病例较多，农民一般占病例总数的 65% 以上；男性病例数多，约为女性的 2 倍；15 岁以下儿童和 50 岁以上人群发病较多。

全球有 100 多个国家和地区有狂犬病流行，大部分病例发生在亚洲和非洲国家。近 10 余年来，我国狂犬病发病率呈逐年下降趋势，报告病例最多的是 2007 年，报告 3399 例，而后逐年下降，2021 年报告 157 例。

二、护理评估

（一）健康史

询问有无被可疑病犬、猫等咬伤、抓伤、舔伤史，是否及时处理伤口，有无按时全程接种狂犬病疫苗。

（二）身心状况

1. 症状与体征　潜伏期长短不一，多数为 1 ～ 3 个月，极少在 1 周内或 1 年以上。潜伏期长短与病毒的数量、毒力和侵入部位的神经分布等因素相关。根据临床特点可分为狂躁型和麻痹型，狂躁型多见。此外，尚有部分不典型病例，见于蝙蝠来源的狂犬病。狂躁型狂犬病可有 3 期经过。

（1）前驱期　一般持续 2 ～ 4 天。表现为低热、倦怠、乏力、头痛、恶心、全身不适、烦躁、恐惧、易怒、失眠或抑郁等症状。50% ～ 80% 的患者已愈合的伤口周围出现麻木、发痒、灼热、刺痛等症状或虫爬、蚁走感等异常感觉。部分出现叩击性肌肉水肿（叩击部位肌肉耸起）。

（2）兴奋期　一般持续 1 ～ 3 天。临床表现为恐水、怕风、极度恐惧，在水、风、声音的刺激下出现咽喉肌痉挛。恐水是狂犬病最具特征性的临床表现，患者在吞咽口水或尝试饮水时出现无法控制的咽喉肌痉挛，甚至在看到水或听到流水声音时也可引发咽喉肌痉挛。部分患者可表现为极度兴奋、易激惹和攻击行为，并出现全身肌肉阵发性抽搐。约 25% 的患者出现自主神经功能紊乱，如流涎、流泪、多汗、瞳孔扩大、排尿排便困难、高热与低温交替、心律失常和心肌炎。少数患者表现为异常的性兴奋。

（3）麻痹期　一般持续 6 ～ 18 小时。此期意识障碍逐渐加深，表现为昏睡或昏迷，痉挛停止，全身肌肉出现逐渐加重的弛缓性瘫痪。呼吸肌麻痹可导致中枢性呼吸衰竭、血压下降和严重心律失常，引起呼吸心跳停止进而导致死亡。如无生命支持治疗，绝大多数患者在首次出现临床症状后 7 ～ 14 天死亡。

2. 心理 - 社会状况　因极度恐水、怕风、呼吸肌和咽肌痉挛等症状给患者带来极大的苦痛，且因无有效的治疗、预后差导致患者及家属产生悲观情绪。

（三）辅助检查

1. 病原学检查　荧光抗体实验可以快速、敏感、特异地检测人和动物脑组织中的病毒抗原，是狂犬病诊断的金标准，聚合酶链反应（PCR）检测唾液、脑脊液、脑组织中的病毒核酸，可用于早期诊断。脑组织及唾液等病毒含量高的样本还可进行病毒分离，若检测结果阳性则可以确诊狂犬病，但检测结果阴性不能完全排除。

2. 特异性抗体检测　通过小鼠脑内中和试验或快速荧光灶抑制试验检测病例血清或脑脊液中的中

和抗体，适合存活1周以上者的血清、脑脊液样本。

三、治疗要点

目前无特效治疗药物，以对症支持治疗为主。予以镇静，解除痉挛，保持呼吸道通畅，必要时可行气管切开。补充足够能量，维持水、电解质平衡。脑水肿时可予以脱水剂降颅内压。

四、主要护理诊断/问题

1. 皮肤完整性受损　与被动物咬伤或抓伤有关。
2. 有受伤的危险　与患者高度兴奋、狂躁有关。
3. 有窒息的危险　与呼吸肌痉挛有关。
4. 体液不足　与患者恐水、不能饮水、多汗有关。
5. 恐惧　与疾病预后不良，导致死亡有关。

五、护理措施

（一）一般护理

1. 隔离与休息　单室隔离患者，防止唾液污染。参与治疗、护理的医护人员执行标准预防措施，如戴一次性外科口罩、帽子，穿一次性隔离衣和戴乳胶手套。行气管插管等有液体喷溅或气溶胶产生等操作时，加戴护目镜或面屏。患者的分泌物、排泄物及污染物严格消毒处理。患者应卧床休息，保持安静，避免声、光、风等的刺激。狂躁的患者应注意加床栏保护或适当约束，防止坠床或外伤。

2. 饮食护理　予以营养丰富、富含蛋白质和维生素的易消化食物。注意补充足够的液体。

（二）病情观察

严密观察患者的体温、呼吸、心率、脉搏、血压、意识和瞳孔的变化等。注意有无呼吸困难、发绀等。如有吞咽困难，则评估、记录患者吞咽困难的情况。如有抽搐，记录抽搐的部位、发作次数和持续时间。观察有无水、电解质失衡和酸碱平衡紊乱的症状，记录液体出入量。

（三）对症护理

1. 减少刺激　保持病室安静，避免风、光和声音的刺激。避免水的刺激，避免患者闻及水声，不在患者面前提及“水”字，注意操作过程中勿使液体触及患者。各种检查、治疗与护理尽可能集中进行，动作轻柔，减少对患者的刺激。

2. 保持呼吸道通畅　及时清除口腔、呼吸道分泌物，遵医嘱适时予以吸氧，必要时做好气管切开的准备工作，呼吸肌麻痹者可遵医嘱采用人工呼吸机辅助呼吸。

（四）心理护理

多数患者神志清楚，内心恐惧，应多关心、体贴患者，并做好患者家属的安抚工作，让患者在家人的关爱和支持下能平静地度过人生的最后阶段。

六、健康教育

（一）预防知识教育

1. 管理传染源　规范犬只的管理。捕杀野犬，管理和定期给家犬注射狂犬疫苗，病死动物焚烧或深埋。

2. 切断传播途径　正确、及时处理伤口对阻止狂犬病的发生至关重要。伤口处理步骤如下。

（1）冲洗伤口　用肥皂水（或其他弱碱性清洗剂）和一定压力的流动清水交替清洗咬伤和抓伤的每处伤口至少 15 分钟，如伤口较深，可用注射器深入伤口进行灌注、冲洗，应彻底清除创面表面附着的污染物。最后用生理盐水冲洗伤口以避免肥皂液或其他清洗剂残留。目前可用狂犬病专业冲洗机（图 2-17）进行伤口冲洗。

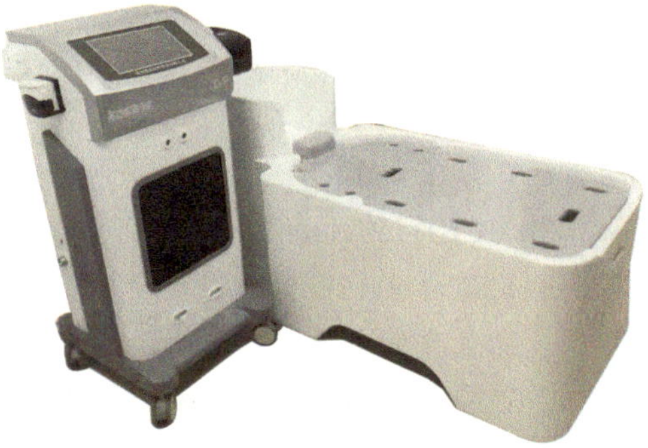
图 2-17　狂犬病专业冲洗机

（2）消毒处理　冲洗后用稀碘伏（0.025% ～ 0.050%）、苯扎氯铵（0.005% ～ 0.010%）或其他具有病毒灭活效力的皮肤黏膜消毒剂消毒涂擦或消毒伤口内部。

（3）外科处置　根据伤口情况进行后续外科处置。外科处置时要考虑致伤动物种类、受伤部位、伤口类型、伤者基础健康状况等诸多因素来决定是否需要或采取什么方式清创和缝合。

（4）抗生素的使用　预防伤口感染的关键在于尽早正确进行彻底的伤口清洗、清创及伤口覆盖或闭合，不推荐常规预防性使用抗生素。尚未出现伤口感染征象但存在感染高危因素的病例，可预防性使用抗生素。对可疑感染的伤口，可在使用抗生素前留取伤口的分泌物或剔除的坏死组织进行细菌培养及药物敏感试验，在得到药敏结果前建议使用广谱抗生素。

（5）破伤风的预防　根据破伤风风险等级和暴露情况，必要时进行免疫接种。

3. 保护易感人群　主要措施为疫苗接种。

（1）主动免疫　世界卫生组织（WHO）推荐的暴露后免疫接种为采用人用狂犬病疫苗进行肌内注射。5 针免疫程序：第 0、3、7、14、28 天各接种 1 剂，共接种 5 剂。“2-1-1”免疫程序：第 0 天接种 2 剂（左、右上臂三角肌各接种 1 剂），第 7 天和第 21 天各接种 1 剂，共接种 4 剂。简化 4 针免疫程序：第 0、3、7 天各 1 剂，第 14 ～ 28 天的任意 1 天接种 1 剂。免疫功能低下者应接受 5 针免疫程序。

（2）被动免疫　狂犬病被动免疫制剂的作用机制为在伤口局部浸润注射以中和伤口清洗、消毒后残留的病毒，降低伤口局部病毒数量从而降低发病率。目前我国的狂犬病被动免疫制剂有狂犬病人免疫球蛋白和抗狂犬病血清。

（3）暴露前预防　暴露前预防适用于持续、频繁暴露于狂犬病危险环境下的个体，如接触狂犬病病毒的实验室工作人员、可能涉及狂犬病病例管理的医护人员、兽医、动物驯养师，以及经常接触动物的人员等。第 0 天和第 7 天分别接种 1 剂。免疫功能低下者应接受 3 针，第 0 天和第 7 天，以及第 21 ～ 28 天分别接种 1 剂。

（二）相关知识教育

加强犬的管理、给犬接种狂犬病疫苗，是防控狂犬病的基础性和根本性策略。及时、规范的暴露后预防处置是预防狂犬病的最有效策略。

第 8 节　肾综合征出血热患者的护理

案例 2-8

患者，男，38 岁，农民。因“发热 5 天，少尿 2 天”入院。患者于 5 天前无明显诱因出现畏寒、发热，体温最高达 39.5℃，伴头痛、腰痛、畏光、呕吐、乏力等，在当地卫生院诊断为“上呼吸道感染”，给予药物治疗（具体不详），未见好转。2 天前曾发现低血压（85/55mmHg），并出现尿少，200～400ml/d。患者发病前 10 天曾到林区砍柴，并在野外住宿 5 天。入院查体：T 38℃，P 80 次 / 分，R 20 次 / 分，BP 120/80mmHg。神志清，颜面、颈部、前胸部皮肤充血潮红，腋下及躯干可见瘀点，眼睑水肿，球结膜充血、水肿，双肾叩击痛阳性，双下肢无水肿。血常规：白细胞（WBC）16.8×10^9/L，中性粒细胞（N）0.75，淋巴细胞（L）0.25，血小板计数 56×10^9/L。尿常规：尿蛋白（+++），红细胞（+++）。血生化：钾 2.8mmol/L，尿素氮（BUN）16.6mmol/L，血肌酐（Cr）450μmol/L。

问题：1. 该患者最可能的临床诊断是什么？

2. 主要的护理问题是什么？

3. 应如何向患者及家属进行健康教育？

一、概　　述

肾综合征出血热（hemorrhagic fever with renal syndrome，HFRS）又称流行性出血热，是由汉坦病毒引起，以鼠类为主要传染源的一种自然疫源性疾病。主要病理变化是全身小血管的广泛性损害。临床表现以发热、出血、肾损害为特征。

（一）病原学

汉坦病毒属布尼亚病毒科，是一种有包膜、分节段的负链单链 RNA 病毒，成熟的汉坦病毒颗粒呈圆形或卵圆形。目前已发现有约 24 个血清型的汉坦病毒，我国流行的汉坦病毒主要有 2 型，即汉滩病毒和汉城病毒。汉坦病毒不耐热、不耐酸，对紫外线及一般消毒剂均敏感，加热至 60℃后 10 分钟或紫外线照射（照射距离为 50cm，照射时间为 1 小时）都可使其灭活。

（二）发病机制与病理

汉坦病毒进入人体后，在血管内皮细胞、骨髓、肝、脾、肺、肾和淋巴结等组织中增殖，并释放入血引起病毒血症。肾综合征出血热属于严重的全身炎症反应性疾病，炎症因子风暴在发病过程中发挥了重要作用。汉坦病毒感染后可诱发强烈的固有免疫应答和适应性免疫应答，多种免疫细胞、细胞因子、炎症因子和补体等参与了致病过程。

血管内皮受损导致的血管通透性增加和出血是最基本的病理变化，小血管内皮损伤导致血管壁的通透性增加，从而引起血管渗漏、血浆外渗，产生组织水肿、血液浓缩、低血容量、低血压、DIC 休克等一系列病理生理变化。

（三）流行病学资料

1. 传染源　自然界有许多脊椎动物可携带此病毒，主要是啮齿类动物。在我国目前主要的宿主和传染源是以野栖为主的黑线姬鼠（图 2-18）和以家栖为主的褐家鼠（图 2-19）。肾综合征出血热早期患者的血液和尿液含有病毒，但患者不是主要传染源。

2. 传播途径　本病为多途径传播。①呼吸道传播：携带病毒的鼠尿、粪、唾液等污染环境，可形成尘埃或气溶胶被易感者吸入。②接触传播：与携带病毒的鼠类或其排泄物（粪、尿）、分泌物等有直接或间接接触史。③消化道传播。此外，也可能存在虫媒传播，孕妇感染后，病毒可经胎盘感染胎儿。

3. 人群易感性　普遍易感，病后可获得持久免疫力。发病以男性青壮年较多，尤其是农民和野外作业者居多。

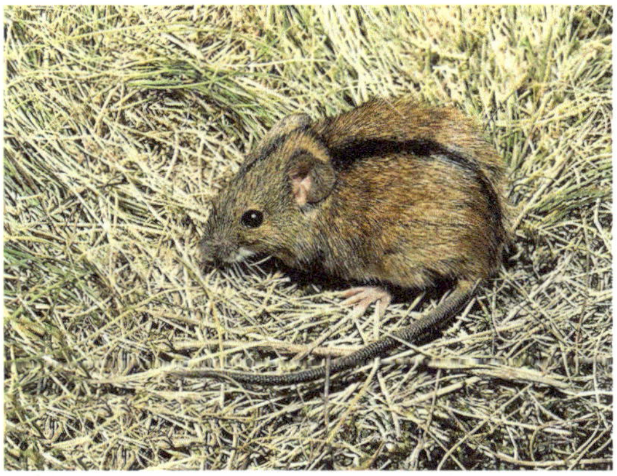

图 2-18　黑线姬鼠

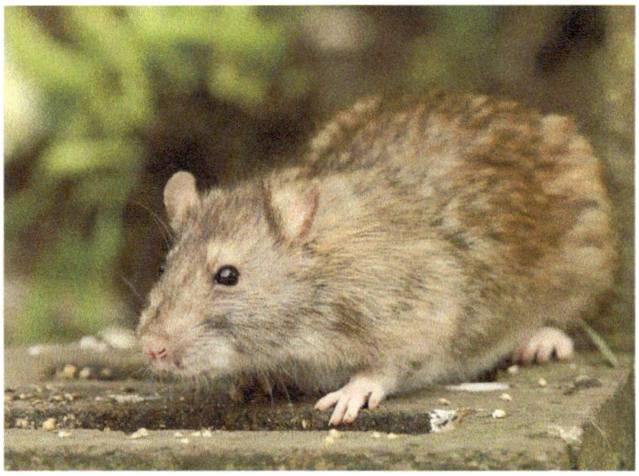

图 2-19　褐家鼠

肾综合征出血热呈以下流行特征。①地区性：本病主要流行于亚洲，其次为欧洲和非洲，我国为高流行区，流行趋势由北向南、由农村向城市扩展。②季节性：全年均有病例发生，呈春季和秋冬季 2 个发病高峰。

二、护理评估

（一）健康史

询问流行病学史：发病前 2 个月内有无疫区旅居史，有无与鼠类或其排泄物（粪、尿）、分泌物等有直接或间接接触史或可疑接触史，是否曾在野外作业和宿营史。

（二）身心状况

1. 症状与体征　潜伏期为 4 ～ 45 天，一般为 7 ～ 14 天。典型病例病程分为 5 期，包括发热期、低血压休克期、少尿期、多尿期和恢复期。病情重者前 3 期可重叠，轻型病例可缺少低血压休克期或少尿期。

（1）发热期　一般持续 4 ～ 6 天。急性起病，体温可达 38.0 ～ 40.0℃，可伴有乏力、恶心、呕吐、腹痛及腹泻等消化道症状。第 2 ～ 3 天起，患者可出现充血、渗出和出血等毛细血管损害表现：面潮红、颈潮红和胸部潮红（三红），球结膜充血、水肿（图 2-20），呈酒醉貌；头痛、腰痛和眼眶痛（三痛）；皮肤出血点，腋下和胸背部可见搔抓样或条索样出血（图 2-21），眼结膜和软腭可见出血点，重者可有腔道出血。

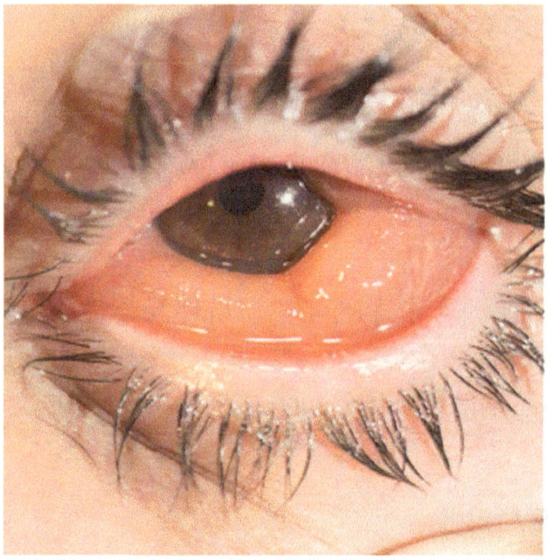

图 2-20　球结膜水肿

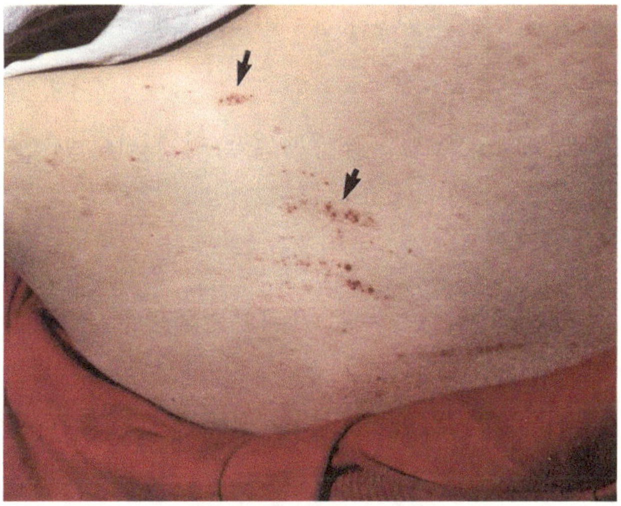

图 2-21　搔抓样或条索样出血

（2）低血压休克期　常发生于病后第4～7天，持续时间数小时至数日不等。主要表现为低血压和休克，患者出现心慌气短、头昏无力、四肢发凉、脉搏细速甚至意识障碍，出血倾向明显，可合并DIC，少部分患者发生呼吸衰竭。休克出现越早，持续时间越长，病情越严重。

（3）少尿期　多发生于病程第5～8天，持续2～5天，少数可达2周以上。少尿或无尿为此期最突出的表现。部分患者可出现高血容量综合征（体表静脉充盈、脉搏洪大、脉压增大、心率增快、脸部肿胀）、严重氮质血症、代谢性酸中毒及电解质紊乱。皮肤、黏膜出血常加重，可伴有呕血、咯血、便血、血尿、脑出血和肾出血等。严重氮质血症患者可出现嗜睡、烦躁、谵妄，甚至抽搐、昏迷等表现。

（4）多尿期　多发生在病程的第9～14天。大多持续1～2周，少数可长达数月。随着肾功能恢复，尿量逐渐增多，大量排尿患者易发生脱水、低血钾和低血钠，甚至发生二次休克而引起继发性肾损伤，重者可危及生命。

（5）恢复期　多数患者病后第3～4周开始恢复，恢复期1～3个月，少数重症患者恢复时间较长，但很少超过6个月。肾功能逐渐好转，精神、食欲和体力亦逐渐恢复。少部分患者遗留有高血压。个别患者可遗留有慢性肾功能不全。

2. 并发症　内脏出血、肺水肿、脑水肿、脑炎、脑膜炎、心肌损害、肾损害和肝损害。

3. 心理-社会状况　患者易产生焦虑、恐惧心理；重症患者对疾病的恢复缺乏耐心和信心。应注意患者的心理状态，了解患者及其家属对疾病的认知程度及家庭经济情况等，了解单位或社区对患者的关怀与帮助支持情况。

（三）辅助检查

1. 血常规检查　发热期外周血白细胞计数增高，一般为（15～30）$\times 10^9$/L，出现异型淋巴细胞；血小板在发病后第2天开始减低，多有血液浓缩，红细胞和血红蛋白明显上升。

2. 尿常规检查　尿蛋白阳性，可出现镜下血尿、管型尿。可有肉眼血尿和尿中膜状物；尿沉渣中可发现巨大的融合细胞。

3. 血生化检查　血尿素氮、血肌酐在发热期和低血压休克期即可上升，少尿期达高峰；ALT和总胆红素轻、中度升高，血清白蛋白降低。血钾在发热期、休克期处于低水平，少尿期升高，多尿期又降低，或少尿期低血钾。

4. 血清学检查　可采用酶联免疫吸附试验（ELISA）、免疫荧光法检测血清特异性IgM抗体，阳性可确诊为现症或近期感染，但不能排除阴性。恢复期血清特异性IgG抗体滴度比急性期有4倍以上增高。

5. 病原学检查　从患者标本中检出汉坦病毒RNA或分离到汉坦病毒可作为本病的诊断依据。

三、治疗要点

治疗原则为“三早一就”，即早发现、早诊断、早治疗、就近治疗。以液体疗法和对症支持治疗为主，休克、少尿、出血和其他脏器损伤的防治是救治成功的关键。低血压休克患者宜就地组织抢救，减少搬运。

汉坦病毒感染尚无特效抗病毒药物，发病早期可选用利巴韦林抗病毒治疗。液体复苏是抢救肾综合征出血热休克的首要措施，积极补充血容量、纠正酸中毒、改善微循环。少尿期要严格控制出入量，以稳定机体内环境、促进利尿、导泻和透析治疗为主。多尿期的治疗应注意维持水、电解质平衡，防治继发感染。恢复期要加强营养，逐步恢复活动和工作。

四、主要护理诊断/问题

1. 体温过高　与汉坦病毒感染、机体免疫反应有关。

2. 组织灌注量改变　与全身广泛性小血管损害有关。

3. 体液过多　与血管通透性增加、肾损害有关。

4. 潜在并发症：内脏出血、肺水肿、脑水肿、脑炎、脑膜炎、心肌损害、肾损害和肝损害等。

5. 焦虑、恐惧　与病情重、缺乏疾病知识有关。

五、护理措施

（一）一般护理

1. 隔离与休息　执行接触隔离措施，患者严格卧床休息，不宜过多搬动，以防加重组织脏器出血。恢复期可逐渐增加活动量。及时消毒患者的分泌物、排泄物及污染物。

2. 饮食护理　给予易消化、营养丰富的流质或半流质饮食。发热期应注意补充液体量；少尿期应限制液体、钠盐、蛋白质的摄入量，给予高糖、高维生素和低蛋白饮食，以减轻体内蛋白质分解，控制氮质血症，患者口渴时可采用漱口或湿棉签擦拭口腔；多尿期应注意液体、钾盐等电解质的补充，指导患者多食用含钾高的食物，如橘子、香蕉等。

（二）病情观察

1. 观察生命体征及意识　注意体温及血压的变化，有无呼吸频率及节律的改变、脉搏细速、嗜睡或昏迷。及早识别休克早期征象：体温骤降、烦躁不安、脉搏增快、脉压缩小等。

2. 观察充血、渗出及出血表现　有无“三红”“三痛”的表现，观察皮肤、黏膜瘀点瘀斑情况，注意有无呕血、便血、咯血，有无剧烈头痛、突发视物模糊、血压进行性下降、脉搏细速、唇周和指（趾）苍白发绀等表现。

3. 准确记录 24 小时出入量　密切观察尿量及尿液的颜色变化。

4. 观察病程进展情况和治疗效果　检测血尿素氮和血肌酐的变化，注意水电解质及酸碱平衡的监测。

（三）对症护理

1. 高热的护理　以物理降温为主，如头部冰帽、冰枕，大血管处放置冰袋，高热并四肢厥冷可用温水擦浴，但不能用酒精擦浴，以免加重皮肤损害、出血损害。遵医嘱使用小剂量退热剂，但忌用大剂量退热剂，以防止大量出汗诱发低血压休克。

2. 皮肤黏膜的护理　①减少对皮肤的不良刺激，保持床单位清洁、干燥、平整，衣裤应宽松、柔软，出汗较多时应及时更换；②帮助患者定时变换体位，骨隆突处用软垫适当保护，预防压疮；③避免推、拉、拽等动作，以免造成皮肤破损，测血压时袖带绑扎不可过紧和时间过长，以防加重皮下出血；④做好口腔护理，保持口腔黏膜的清洁、湿润，及时清除口腔分泌物及痰液。

3. 低血压休克的护理　①迅速建立静脉通道，遵医嘱准确、迅速地扩充血容量，应用血管活性药纠正休克、快速扩容时，注意观察心功能，避免发生急性肺水肿；②给予吸氧；③做好交叉配血、备血，为输血做好相关准备；④做好各种抢救的准备工作，备好抢救药品及抢救设备。

4. 液体治疗的护理　各期补液原则不同。①发热期，每日输液 1000 ～ 2000ml，补充血管外渗液体和维持出入量平衡，预防和减少休克发生。②低血压休克期，补液量根据休克救治具体情况调整。③少尿期，应限制补液量，量出为入，防治高血容量和心力衰竭、肺水肿等并发症。④多尿期，补液量应少于出量，及时补充电解质，防止低钾、低钠，防止继发感染。

（四）心理护理

及时向患者、家属解释疾病的相关知识，关心爱护患者，引导家属给予患者心理上的支持和帮助。

与患者建立良好的沟通，耐心向患者解释隔离治疗和限制活动与饮食的重要性，鼓励患者树立战胜疾病的决心，积极主动配合治疗、护理，减轻或消除紧张、焦虑情绪。

六、健康教育

（一）预防知识教育

向患者和家属讲述疾病的发生、预防等有关知识，强调防鼠、灭鼠是预防本病的关键，对发热期患者的血和尿要做好消毒工作。作好食品、环境和个人卫生，防止鼠类排泄物污染食品和食具，剩饭剩菜必须充分加热或蒸煮后方可食用。不接触鼠类及其排泄物。流行季节野外作业或疫区工作时应加强个人防护，避免被鼠类咬伤。重点人群可行预防接种疫苗。

（二）相关知识教育

正确认识疾病，只要做到“三早一就”，预后较好，但肾功能完全恢复需要较长的时间，患者出院后仍需休息1～3个月。休息期间生活要规律，保证足够的睡眠，参与力所能及的活动，避免过度劳累，加强营养，以促进康复，并定期随访复查血压及肾功能。

第9节　流行性乙型脑炎患者的护理

案例 2-9

患儿，男，4岁。因“反复高热、意识障碍、抽搐7天”由家属抱入院。患儿10天前回乡下老家后开始出现高热、频繁抽搐，每次持续数秒至数分钟。某次抽搐后出现意识模糊，逐渐进入昏迷，喷射性呕吐数次，为胃内容物。在当地县级医院给予退热等治疗。2天后体温下降，抽搐缓解，嗜睡，失语，不能吞咽。查体：T 38.5℃，意识丧失，双眼球向左侧凝视，心、肺、腹正常。颈强直（+），双下肢肌张力减退。血常规：白细胞（WBC）15.8×10^9/L。乙脑病毒IgM抗体阳性。

问题：1. 患儿最可能的诊断是什么？

2. 患儿的护理问题有哪些？

3. 若患儿出现牙关紧闭，应该立即采取何种护理措施？

一、概　述

流行性乙型脑炎（epidemic encephalitis B）简称乙脑，又称日本脑炎，是由嗜神经的流行性乙型脑炎病毒（以下简称乙脑病毒）引起，经蚊等吸血昆虫传播的一种急性传染病。流行于夏秋季，多见于儿童。临床症状有急性发热，出现不同程度的中枢神经系统病变，病后常留有后遗症。

（一）病原学

乙脑病毒属虫媒病毒乙组的黄病毒科。病毒呈球形，核心为正链单链RNA，外有脂蛋白包膜及含糖蛋白的表面突出物，该突起中有血凝素。此病毒能寄生在人或动物的细胞内，尤其在神经细胞内更适宜生长繁殖，故又称嗜神经病毒。乙脑病毒易被常用消毒剂杀灭，不耐热，加热至100℃后2分钟或加热至56℃后30分钟即可灭活，对低温和干燥抵抗力较强，用冷冻干燥法在4℃冰箱中可保存数年。

（二）发病机制与病理

乙脑病毒随蚊虫叮咬进入人体，在单核吞噬细胞系统内繁殖，继而进入血液循环引起病毒血症。

病毒进入血液后是否引起发病，与机体抵抗力、病毒数量和毒力有关，尤其是机体抵抗力。当抵抗力强时，仅形成短暂的病毒血症，病毒很快被清除，不侵入中枢神经系统，临床上表现为隐性感染或轻型病例。当机体抵抗力下降，病毒数量多、毒力强时，病毒可通过血脑屏障进入中枢神经系统，引起脑实质损害。

乙脑的病变范围较广，脑及脊髓均可受累，尤以大脑皮质、间脑和中脑最为严重，主要的病理变化有神经细胞变性、炎症细胞浸润和胶质细胞增生、血管病变等。

（三）流行病学资料

1. 传染源　乙脑是人畜共患的自然疫源性疾病，受感染后出现病毒血症的动物和人均可成为传染源，如猪、牛、鸡、鸭等。猪的饲养面积广，更新速度快，病毒血症期长，因此猪是本病的主要传染源。人感染病毒后，可出现短暂的病毒血症，且由于体内病毒数量少、持续时间短，故人不是本病的主要传染源。

2. 传播途径　主要通过蚊虫叮咬传播。库蚊、伊蚊和按蚊均能传播本病，而三带喙库蚊感染乙脑病毒后，不但可以带病毒越冬，还可以经卵传代，故三带喙库蚊是乙脑病毒的长期储存宿主和主要传播媒介。

3. 人群易感性　普遍易感，但人被感染后仅极少数发病，绝大多数呈隐性或亚临床感染，感染后可获得持久免疫力。

本病具有严格季节性，我国主要在夏秋季节流行，约有 90% 病例发生在 7 ～ 9 月份。这主要与蚊虫繁殖、气温和雨量等因素有关。

二、护理评估

（一）健康史

询问是否居住在乙脑流行地区，评估是否在蚊虫孳生季节发病，或发病前 25 天内在蚊虫孳生季节曾去过乙脑流行地。

（二）身心状况

1. 症状与体征　潜伏期为 4 ～ 21 天，一般为 7 ～ 14 天。典型症状可分为 4 期。

（1）初期　病程第 1 ～ 3 天。起病急，体温在 1 ～ 2 天升高，可达 39 ～ 40℃，伴头痛、恶心、呕吐，可出现不同程度的精神萎靡或嗜睡。少数患者可有颈强直或抽搐。容易误诊为上呼吸道感染。

（2）极期　病程第 4 ～ 10 天。初期症状逐渐加重，主要为脑实质损害表现。

1）持续高热：为乙脑必有的症状。体温常高达 40℃以上，多呈稽留热型。此期一般持续 7 ～ 10 天，严重者可达 2 ～ 3 周。体温越高，持续时间越长，则病情越严重。

2）意识障碍：为乙脑的主要症状。表现为定向力障碍、嗜睡、昏睡、谵妄或不同程度的昏迷。意识障碍多发生于病程第 3 ～ 8 天，通常持续 1 周左右，严重者可达 1 个月以上。意识障碍程度越深、持续时间越长，则病情越严重。

3）抽搐或惊厥：为乙脑严重症状之一，是病情严重的表现，多见于病程第 2 ～ 5 天。主要由高热、脑实质炎症、脑水肿、缺氧所致。表现为先出现面部、眼肌、口唇的小抽搐，随后出现肢体抽搐、强直性痉挛，可发生于单肢、双肢或四肢，重型者可发生全身强直性抽搐，历时数分钟至数十分钟不等，均伴有不同程度的意识障碍。长时间或频繁抽搐，可导致发绀、脑缺氧和脑水肿，甚至呼吸暂停。惊厥越频繁、越持久、部位越多，病情越严重。

4）呼吸衰竭：是乙脑最严重的症状，也是本病的主要死亡原因，多发生于深度昏迷患者。由脑实质炎症、缺氧、脑水肿、颅内高压、脑疝和低血钠性脑病等所致，其中以脑实质病变，尤其是延髓呼吸中枢病变为主要原因。表现为呼吸节律不规则及幅度不均，如呼吸表浅、双吸气、叹息样呼吸、潮式呼吸、抽泣样呼吸等，最后呼吸停止。如发生脑疝，患者除出现上述呼吸异常外，可伴昏迷、瞳孔忽大忽小、呼吸突然停止等表现。也可因呼吸道阻塞、并发肺炎或脊髓病变导致呼吸肌麻痹而出现周围性呼吸衰竭，出现呼吸先增快后减慢、呼吸减弱、呼吸困难、发绀等，但呼吸节律整齐。

5）其他神经系统症状和体征：浅反射减弱或消失，深反射先亢进后消失。病理反射出现，如巴宾斯基征呈阳性、脑膜刺激征阳性。其他神经受损，体征因病变部位和程度不同而异，如可出现吞咽困难、瘫痪、语言障碍、大小便失禁或尿潴留等。

持续高热、惊厥或抽搐、呼吸衰竭是乙脑极期的三大严重症状，三者之间互相影响，其中中枢性呼吸衰竭是乙脑最主要的死亡原因。

（3）恢复期　多数患者于病程 8 ～ 12 天后进入恢复期，体温逐渐下降，神经系统症状和体征逐渐好转，通常 2 ～ 3 周完全恢复。重型患者恢复较慢，经积极治疗后多于 6 个月内恢复。

（4）后遗症期　5% ～ 20% 的重症患者在发病 6 个月后仍留有精神、神经症状，称为后遗症。主要有失语、痴呆、中枢性瘫痪、精神障碍等，经积极治疗后可有不同程度恢复，但癫痫后遗症可伴随终身。

2. 并发症　以支气管肺炎最常见，多因昏迷患者呼吸道分泌物不易咳出或应用人工呼吸机后引起。其次是肺不张、尿路感染、上消化道大出血等。

3. 心理 - 社会状况　因发病急、进展快、病情严重、预后差，少数留有后遗症，患者及家属常出现悲观失望或者恐惧不安等不良情绪。

（三）辅助检查

1. 血常规检查　白细胞计数一般在（10 ～ 20）$\times 10^9$/L，中性粒细胞增至 80% 以上。部分患者血常规始终正常。

2. 脑脊液检查　脑脊液压力增高，外观无色透明或微混浊。白细胞计数多为（50 ～ 500）$\times 10^6$/L，个别类似于化脓性改变。白细胞早期以中性粒细胞为主，随后则以单核细胞为主。蛋白质轻度增高，糖正常或偏高，氯化物正常。脑脊液中白细胞数不反映病情的严重程度。

3. 血清学检查

（1）特异性 IgM 抗体检查　最早在病程第 4 天即出现阳性，3 周内阳性率达 70% ～ 90%，可帮助早期诊断。

（2）血凝抑制试验　双份血清效价呈 4 倍增高有临床诊断意义。

（3）补体结合试验　补体结合抗体为 IgG 抗体，具有较高特异性，多在发病后 2 周出现，5 ～ 6 周达高峰，抗体水平可维持 1 年左右，不能用于早期诊断，主要用于回顾性诊断或流行病学调查。

4. 病原分离　由于血液中病毒载量低，很难从患者体内分离出乙脑病毒，仅在死亡病例尸检脑组织中可分离到病毒。

三、治疗要点

目前尚无特效抗病毒药物，以对症支持治疗为主，重点做好高热、惊厥、呼吸衰竭等危重症状的护理，是提高治愈率、降低病死率的关键。

四、主要护理诊断 / 问题

1. 体温过高　与病毒感染所致中枢神经系统病变有关。

2. 营养失调：低于机体需要量　与高热、呕吐、吞咽困难或昏迷不能进食有关。

3. 有受伤的危险　与脑实质炎症、脑水肿、高热及脑缺氧导致患者出现惊厥或抽搐、意识障碍有关。

4. 焦虑　与病情重、预后差有关。

5. 潜在并发症：支气管肺炎、肺不张、尿路感染、上消化道大出血。

五、护理措施

（一）一般护理

1. 隔离与休息　执行虫媒隔离措施，急性期应卧床休息，将患者安置在安静、舒适、有防蚊设备的病室内，室温控制在 22 ～ 28℃。昏迷患者取头高足低位，头部抬高 15° ～ 30°，利于减轻脑水肿，头偏向一侧，使分泌物从口角流出，避免吸入呼吸道，注意定时翻身，每 2 小时一次，防止压疮的发生。立好床栏，防止坠床。

2. 饮食护理　注意补充营养，鼓励患者多进食清淡、易消化的流质或半流质饮食，如豆浆、牛奶、米汤、菜汤、果汁、绿豆汁等。昏迷及有吞咽困难者给予鼻饲，制订合理的鼻饲计划，或遵医嘱静脉输液，每天保证入水量 1500 ～ 2000ml，并注意电解质、酸碱平衡。恢复期应逐渐增加高糖、高蛋白、高维生素饮食。

（二）病情观察

1. 观察生命体征及意识　密切观察患者呼吸的节律、频率及深度的变化；观察热型、热程及体温变化，每 1 ～ 2 小时监测体温 1 次；判断意识状态、瞳孔大小及对光反射等情况。

2. 观察惊厥的症状　观察患者有无两眼凝视，面部肌肉及嘴角、指（趾）抽动或惊厥等。注意记录发作的次数、持续时间、抽搐部位和方式。

3. 观察颅内压增高及脑疝的先兆　重点应观察瞳孔大小、形状，两侧是否等大、等圆，对光反射是否灵敏，是否有剧烈头痛或喷射状呕吐。

4. 准确记录出入液量　准确记录每日饮水量、输液量及尿量。

5. 观察有无并发症发生　如有无肺部感染及压疮的症状和体征。

（三）对症护理

1. 高热的护理　积极控制体温，可使用空调、床下放冰块或洒水等方法，将室温降至 22 ～ 28℃。鼓励患者多饮水，及时补充热量、电解质及维生素，出汗及时擦干，更换衣服、被子。乙脑患者体温不易下降，常采用综合措施控制体温。具体措施如下，①物理降温：包括冰敷腋下、颈部及腹股沟等体表大血管部位处，额部、枕部等，使用温水擦浴、冷盐水灌肠等。降温不宜过快、过猛，并且注意防止局部冻伤或坏死，禁用冰水擦浴，以免引起寒战和虚脱。②药物降温：应用退热剂时，注意用量不宜过大导致大量出汗而引起虚脱。③亚冬眠法：适用于持续高热、反复频繁抽搐的患者，氯丙嗪和异丙嗪具有降温、镇静、止痉作用，但是可以抑制呼吸中枢及咳嗽反射，故用药过程中应保持呼吸道通畅，密切观察生命体征变化。

2. 惊厥或抽搐的护理

（1）立即将患者置于仰卧位，头偏向一侧，取出义齿，清除口鼻分泌物，松解衣领；把周围的桌子、椅子等物品移开；用缠有纱布的压舌板或开口器置于患者上下臼齿之间，以防舌咬伤，必要时用舌钳将舌拉出，以防舌后坠堵塞呼吸道。注意患者安全，防止外伤发生。

（2）脑水肿所致抽搐者进行脱水治疗。20% 甘露醇需要加压快速静脉滴注，速度过慢会影响脱水效果，及时更换液体，谨防发生空气栓塞。注意监测患者心脏功能，防止发生心功能不全。准确记录出、入液体量，注意维持水、电解质平衡。

（3）脑实质病变引起的抽搐，按医嘱使用抗惊厥药。应注意给药途径、药物作用时间及副作用，特别是观察抗惊厥药对呼吸的抑制。

（4）呼吸道分泌物阻塞引起抽搐者，应立即给予吸痰，6～8L/min 高流量给氧，以迅速改善脑组织缺氧。

（5）高热所致者，在积极降温的同时按医嘱给予镇静药。

3. 呼吸衰竭的护理

（1）及时评估呼吸衰竭的原因并给予相应护理。

（2）外周性呼吸衰竭的护理 ①解除呼吸道梗阻，保持呼吸通畅，及时吸痰，加强翻身、拍背，有利于痰液排出。痰液黏稠者可雾化吸入糜蛋白酶，伴有支气管痉挛可用异丙肾上腺素雾化吸入。无效者行气管内插管或气管切开。②给氧，在保持呼吸道通畅的基础上保证氧气供给。③呼吸肌麻痹者应用新斯的明，无效者应用人工呼吸机维持呼吸，并做好上机前准备，同时应向患者及家属说明使用呼吸机的目的及方法，以减轻或消除其焦虑、恐惧，提高依从性。④肺部感染者遵医嘱使用抗菌药物治疗感染，注意疗效和不良反应。

（3）中枢性呼吸衰竭的护理 ①颅内压增高、水肿者，快速静脉注射脱水剂。②遵医嘱应用洛贝林等呼吸兴奋剂，兴奋呼吸中枢，维持自主呼吸。③及早应用血管扩张药如东莨菪碱等改善微循环。④延髓呼吸中枢病变自主呼吸消失者，应用人工呼吸机维持呼吸。

4. 皮肤的护理 保持床单及被褥清洁、平整、干燥。注意个人卫生，用温水擦身，1～2 次 / 天，以预防压疮的发生和继发感染。对昏迷、瘫痪、长期卧床的患者应定时协助翻身，每 2 小时翻一次。受压部位及骨隆突处垫气圈、棉垫等，并用滑石粉或 30%～50% 乙醇作为介质轻柔按摩。定时检查压疮好发部位，一旦形成压疮，皮肤感染，应积极做相应护理，促使压疮愈合。

5. 后遗症的护理 鼓励患者进行肢体功能锻炼，根据病情对瘫痪肢体进行按摩或被动运动，病情允许者，逐渐过渡到主动运动。瘫痪者注意保持肢体置于功能位置，可结合针灸、理疗等方法。对吞咽障碍、失语者，应坚持进行吞咽、语言的功能训练，如指导患者鼓腮、吹泡泡、舔唇等。

（四）用药护理

遵医嘱使用镇静剂、呼吸兴奋剂、脱水剂等，注意药物的疗效及不良反应。使用镇静剂时，严格掌握药物剂量和用药间隔时间，严密观察患者的呼吸及意识状态。使用呼吸兴奋剂时，严格掌握用药剂量，避免剂量过大诱发惊厥。使用甘露醇时，应快速静脉滴注，同时监测患者的尿量、心率。

（五）心理护理

关心、安慰患者，多与患者沟通，在生活上和心理上多给予支持和鼓励。讲解乙脑的相关知识，解除患者焦虑、紧张、恐惧等不良情绪。尤其对于病情严重、恢复缓慢、有后遗症的患者，鼓励其积极配合治疗及康复，可以邀请其他恢复良好的患者来分享经验，用同伴的力量影响患者，帮助患者树立战胜疾病的信心。

六、健康教育

（一）预防知识教育

及时隔离和治疗患者，加强对猪的管理，保持饲养场所的环境卫生，人畜居住地分开。在流行季节前对猪进行疫苗接种，能有效地控制乙脑在人群中的流行。防蚊、灭蚊是预防乙脑病毒传播的重要措施。预防接种是保护易感人群的根本措施。乙脑减毒活疫苗接种 2 剂次（8 月龄、2 周岁各接种 1 剂），乙脑灭活疫苗接种 4 剂次（8 月龄接种 2 剂，间隔 7～10 天；2 周岁和 6 周岁各接种 1 剂）。目前我国使用的是地鼠肾细胞灭活和减毒活疫苗，保护率可达 60%～90%。疫苗接种应在流行前 1 个月完成，不能与伤寒、副伤寒等疫苗同时注射，有中枢神经系统疾病和慢性酒精中毒者禁用。

（二）相关知识教育

讲述乙脑的发病原因、主要症状特点、治疗方法、病程及预后等。本病无特效治疗，病情轻者约 2 周完全恢复，病情重者病死率在 15% 以上，存活者可留有不同程度的后遗症，鼓励患者坚持治疗和康复训练，尽可能在 6 个月内恢复，以防成为不可逆性后遗症。

第 10 节　新型冠状病毒肺炎患者的护理

案例 2-10

患者，女，30 岁，因“发热、干咳 3 天”于 2022 年 1 月 25 日入院。1 月 21 日从疫区回家过年，1 月 22 日出现发热，体温 37.3℃，伴畏寒、咳嗽、头痛，以眼眶及枕部为著，入院就诊。血常规：白细胞（WBC）计数 8.1×10^9/L，中性粒细胞（N）0.83，淋巴细胞（L）0.09，C 反应蛋白 9.2mg/L。鼻咽拭子检查：新型冠状病毒核酸阳性。双肺 CT：右肺多发小斑片影。临床诊断：新型冠状病毒肺炎。

问题：1. 对该患者应采取哪些隔离措施？

2. 该患者的主要护理诊断有哪些？

一、概　述

新型冠状病毒肺炎（coronavirus disease 2019，COVID-19）（以下简称新冠肺炎）是由 2019 新型冠状病毒（SARS-CoV-2）所致感染引起的呼吸道传染病，以发热、干咳、乏力为主要表现，少数病例伴有鼻塞、流涕、咽痛和腹泻等症状；重症患者多在发病 1 周后出现呼吸困难和（或）低氧血症；严重者可快速进展为急性呼吸窘迫综合征、脓毒症休克、难以纠正的代谢性酸中毒和出凝血功能障碍及多器官功能衰竭等。

（一）病原学

新型冠状病毒（图 2-22）属于 β 属的冠状病毒，有包膜，颗粒呈圆形或椭圆形，直径 60 ～ 140nm。冠状病毒是一类在自然界中广泛存在的单链 RNA 病毒。进行体外分离培养时，新型冠状病毒 96 小时左右即可在人呼吸道上皮细胞内被发现。与其他病毒一样，新型冠状病毒基因组也会发生变异，某些变异会影响病毒的生物学特性。

新型冠状病毒对紫外线和热敏感，加热至 56℃后 30 分钟、乙醚、75% 乙醇、含氯消毒剂、过氧乙酸和氯仿等脂溶剂均可有效灭活病毒，但氯己定不能有效灭活病毒。

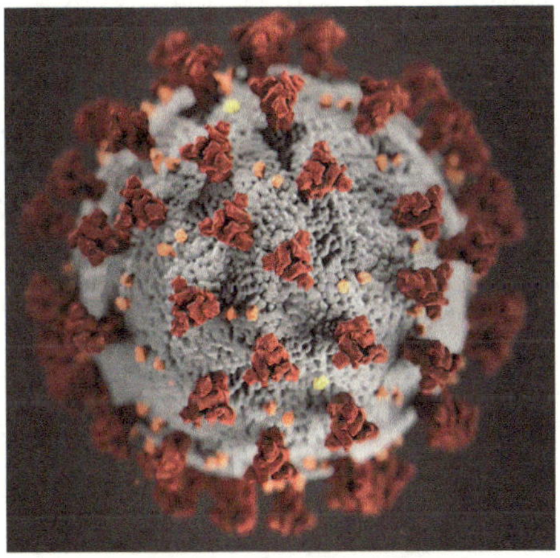

图 2-22　新型冠状病毒

（二）发病机制与病理

发病机制尚不清楚。可能与病毒直接侵害肺组织、抑制细胞免疫功能、细胞凋亡、细胞代谢异常等有关。病理主要是新型冠状病毒相关的急性组织损伤和基础疾病病理改变：肺是新型冠状病毒重要的靶器官，主要表现为弥漫性肺泡损伤；肺外器官如心、肝、肾、消化道、脑、脾和淋巴结等部位也出现程度不等的急性组织损伤改变；非免疫器官主要为变形、坏死、炎症细胞浸润，可见血栓形成；免疫器官中淋巴细胞的变化，主要是减少、变形、坏死、凋亡及巨噬细胞增生。

（三）流行病学资料

1. 传染源　主要是新型冠状病毒感染的患者和无症状感染者，在潜伏期即有传染性，发病后 5 天内传染性较强。

2. 传播途径　经呼吸道飞沫和密切接触传播是主要的传播途径。接触病毒污染的物品可造成感染。在相对封闭的环境中可经气溶胶传播。

3. 易感人群　人群普遍易感。感染后或接种新型冠状病毒疫苗后可获得一定的免疫力。

该病是近百年来全球传播能力最强、传播范围最广、控制难度最大、影响极其深远的呼吸系统传染病，无明显季节性；流行程度与人群密集程度有关。新冠肺炎自 2019 年末发现以来，在全球大规模暴发并且急速扩散，截至 2022 年 7 月，全球仍有流行。

二、护理评估

（一）健康史

询问患者发病前 14 天内，有无病例报告社区的旅行史或居住史，有无与新冠病毒感染的患者和无症状感染者接触史，是否曾接触过来自有病例报告社区的发热或有呼吸道症状的患者；2 周内周围是否有聚集性发病［在小范围如家庭、办公室、学校班级等场所，出现 2 例及以上发热和（或）呼吸道症状的病例］。评估是否为重型或危重型高危人群。

（二）身心状况

1. 症状与体征　潜伏期 1 ～ 14 天，多为 3 ～ 7 天。临床分为轻型、普通型、重型、危重型四型。

（1）轻型　临床症状轻微，可表现为低热、轻微乏力、嗅觉及味觉障碍等，无肺炎表现。少数患者在感染 2019 新型冠状病毒后可无明显临床症状，影像学未见肺炎表现。

（2）普通型　以发热、干咳、乏力为主要表现。部分患者可以鼻塞、流涕、咽痛、嗅觉味觉减退或丧失、结膜炎、肌痛和腹泻等为主要表现，影像学可见肺炎表现。

（3）重型　重症患者多在发病 1 周后出现呼吸困难和（或）低氧血症，成人符合以下情况之一者即为重型：①出现气促，呼吸 ≥ 30 次 / 分；②静息状态下，指氧饱和度 ≤ 93%；③动脉血氧分压（PaO_2）/ 吸氧（FiO_2）≤ 300mmHg；④临床症状进行性加重，肺部影像学显示 24 ～ 48 小时内病灶明显进展 > 50% 者。

（4）危重型　严重者可快速进展为急性呼吸窘迫综合征、脓毒症休克、难以纠正的代谢性酸中毒和出凝血功能障碍及多器官功能衰竭等表现。极少数患者有中枢神经系统受累及肢端缺血性坏死等表现。符合以下情况之一者即为危重型：①出现呼吸衰竭，且需要机械通气；②出现休克；③合并其他器官功能衰竭需重症监护室（ICU）监护治疗。

2. 心理 - 社会状况　患者在经历突发新冠肺炎后，易出现恐慌紧张、孤独无助等心理状况，部分患者会出现强迫行为以获得安全感，如反复洗手、反复消毒或反复确认自己的治疗效果等。

（三）辅助检查

1. 一般检查　发病早期外周血白细胞总数正常或减少，可见淋巴细胞计数减少，部分患者可出现肝酶、乳酸脱氢酶、肌酶、肌红蛋白、肌钙蛋白和铁蛋白增高。多数患者 C 反应蛋白和血沉升高，降钙素原正常。重型、危重型患者可见 D- 二聚体升高、外周血淋巴细胞进行性减少，炎症因子升高。

2. 病原学检查　采用核酸扩增检测方法在鼻咽拭子、痰和其他下呼吸道分泌物等标本中检测新冠病毒核酸。

3. 血清学检查　新冠病毒特异性 IgM 抗体、IgG 抗体阳性，发病 1 周内阳性率均较低。一般不单独以血清学检测作为诊断依据。

4. 胸部影像学 早期呈现多发小斑片影及间质改变，以肺外带明显。进而发展为双肺多发磨玻璃影、浸润影，严重者可出现肺实变，胸腔积液少见。

三、治疗要点

确诊病例应在 2 小时内转运至定点医疗机构或方舱医院。根据病情确定隔离管理和治疗场所，轻型病例实行集中隔离管理，普通型、重型、危重型病例和有重型高危因素的病例应在定点医院集中治疗。患者卧床休息，加强支持治疗，根据病情给予规范有效氧疗措施。

发病 5 天以内的轻型和普通型且伴有进展为重型高风险因素的成人和青少年（12 ～ 17 岁，体重 ≥ 40kg）给予奈玛特韦片 / 利托那韦片组合包装抗病毒治疗。根据病情进展可适当给予免疫治疗、抗凝治疗和规范的俯卧位治疗。重型、危重型患者还应积极防治并发症，治疗基础疾病，预防继发感染，及时进行器官功能支持。另外，各地可根据患者病情、证候及气候等情况，进行中医辨证论治。

四、主要护理诊断 / 问题

1. 体温过高 与病毒感染有关。
2. 气体交换受损 与肺部炎症导致有效呼吸面积减少和气道内分泌物增多有关。
3. 清理呼吸道无效 与乏力、分泌物增加有关。
4. 潜在并发症：急性呼吸窘迫综合征、休克等。
5. 焦虑 / 恐惧 与隔离、担心疾病预后有关。

五、护理措施

（一）一般护理

1. 隔离 患者在具备有效隔离条件和防护条件的定点医院隔离治疗，全部满足以下条件可出院：①体温恢复正常 3 天以上；②呼吸道症状明显好转；③肺部影像学显示急性渗出性病变明显改善；④连续两次呼吸道标本核酸检测阴性（采样时间至少间隔 24 小时）。工作人员进入病区时，实施严格的分级防护和手卫生。病房内的空气和各种物体表面应按时给予消毒处理，避免出现交叉感染。患者的呼吸道分泌物、排泄物、呕吐物等严格消毒处理。设置专人、专用工具和流程，转运患者标本。患者的生活垃圾按医疗废物处理，医疗废物严格按规定处理，使用双层包装，包装外应有明确标识并及时密封规范处置。

2. 休息与活动 卧床休息，以减轻体力消耗，保证充足睡眠，睡眠障碍者遵医嘱给予药物治疗。在患者生命体征正常时，指导其适度活动，如握拳、抬臂、踝泵运动、抬腿、股四头肌等长收缩等，采取分段间歇性的方式进行；依托线上交流平台，定期向患者推送健康宣教视频，指导患者在病房内练习呼吸操、八段锦、健身操等。对生活不能自理的患者，做好日常护理。落实皮肤护理，做好压疮的预防与护理。

3. 饮食护理 加强患者营养支持，给予高热量、高蛋白、高维生素、易消化的饮食，进一步维持或提高自身的免疫力。轻症患者鼓励每日保证充足饮水量；重症患者根据医嘱给予肠内或肠外营养支持。

（二）病情观察

1. 严密监测患者生命体征变化，重点监测血氧饱和度，危重型患者 24 小时持续心电监护，每小时测量患者的心率、呼吸频率、血压、血氧饱和度（SpO_2），每 4 小时测量并记录体温。

2. 观察患者咳嗽、咳痰、胸闷、呼吸困难及发绀情况，尤其是当呼吸频率＞ 30 次 / 分时，应及时通知医生。

3. 观察患者意识状态和全身症状，如精神反应差、嗜睡、肌肉疼痛、乏力、食欲下降、腹泻等，及时发现并发症。当患者出现以下症状时应警惕病情恶化，如持续高热、呼吸衰竭、休克、合并其他器官衰竭等。

4. 重症患者记录 24 小时出入量，观察呕吐物及大便次数、性质和量等。

（三）对症护理

1. 呼吸困难的护理　保持呼吸道通畅，遵医嘱实施氧疗，必要时使用无创呼吸机辅助通气患者，应按医嘱调节吸气压力、呼气压力和吸氧浓度等参数，并观察治疗效果，定时给予翻身、拍背，促进排痰。氧疗装置专人专用，防止交叉感染。

2. 人工气道的管理　妥善固定导管，定时监测气囊压力，需在实施三级防护措施下，采取密闭式吸痰，以减少气溶胶的扩散；保持面部及气管切口清洁干燥，床头抬高大于 30°，防止因胃食管反流引起误吸。加强口腔护理和液体出入量管理，卧床患者定时变换体位，预防压力性损伤。

3. 体温过高的护理　发热患者根据医嘱给予退热处理，使用退热药物后应密切监测体温变化和出汗情况。

4. 其他护理　按护理规范做好俯卧位通气、镇痛镇静、体外膜肺氧合（ECMO）治疗的护理。

（四）药物护理

奈玛特韦与利托那韦同时服用，每 12 小时一次，连续服用 5 天，不得与哌替啶等药物联用。使用抗病毒药观察有无恶心、呕吐、腹泻、头晕、肝功能损害；使用糖皮质激素观察有无继发真菌感染等；若使用的中医治疗用药涉及到超药典剂量，应在医师指导下使用。

（五）心理护理

在条件许可的情况下，深入评估患者心理问题的性质、程度及其原因，为实施心理护理提供依据。定期评估患者认知改变、情绪反应和行为变化，给予心理调适等干预措施。提供恰当的情感支持，通过眼神交流、点头、握手和表扬等，鼓励患者树立战胜疾病的信心，协助与外界亲友连续的信息支持，消除不确定感和焦虑。在患者许可的情况下，联系患者其他亲属或其社区人员帮助处理患者家庭事务，如照料老人、孩子或宠物等，解决患者的实际困难。

六、健康教育

（一）预防知识教育

1. 管理传染源　按《新型冠状病毒肺炎诊疗方案（第九版）》实行。普通型、重型、危重型病例应在定点医院集中治疗；轻型病例实行集中隔离管理和治疗；密切接触者采取“7 天集中隔离医学观察 +3 天居家健康监测”管理措施，在集中隔离医学观察的第 1、2、3、5、7 天各开展一次核酸检测，在居家健康监测的第 3 天开展一次核酸检测；发生较大规模疫情时，为缓解集中隔离点资源严重不足，可采取“5 天集中隔离医学观察 +5 天居家隔离医学观察”措施，在集中隔离医学观察的第 1、2、3、5 天各开展一次核酸，居家隔离医学观察第 2、5 天各开展一次核酸。

2. 切断传播途径　疾病流行期间，避免过多外出及去公共场所，对患者的物品、住所及逗留过的公共场所进行消毒。医院设立发热门诊，建立本病的专门通道，如出现发热、咳嗽、咽痛等症状时应及时到发热门诊就诊。

3. 保护易感人群　接种新型冠状病毒疫苗可以明显减少新型冠状病毒感染和发病，是降低重症和死亡发生率的有效手段，符合接种条件者均应接种。符合加强免疫条件的接种对象，应及时进行加强免疫接种。

（二）相关知识教育

解除隔离管理者或患者出院后继续进行 7 天居家健康监测，佩戴口罩，有条件的居住在通风良好的单人房间，减少与家人的近距离密切接触，分餐饮食，做好手卫生，避免外出活动。

日常保持良好的个人及环境卫生，摄入均衡营养、适量运动、充足休息，避免过度疲劳。提高健康素养，养成“一米线”、勤洗手、戴口罩、公筷制等卫生习惯和生活方式，打喷嚏或咳嗽时应掩住口鼻。保持室内通风良好，科学做好个人防护，出现呼吸道症状时应及时到发热门诊就医。近期去过中高风险地区或与新型冠状病毒感染者有接触史者应主动上报社区，并进行新型冠状病毒核酸检测。

（刘英莲　蒋　莉　宁　婷　杨玉萍）

目标检测

A1/A2 型题

1. 在乙肝病毒标记物中对人体有保护作用的是（　　）
   A. 表面抗体（抗 -HBs）
   B. 核心抗体（抗 -HBc）
   C. DNA 多聚酶（DNAP）
   D. Dane 颗粒
   E. e 抗体（抗 -HBe）
2. 丙型病毒性肝炎的主要传播途径是（　　）
   A. 粪 - 口传播　　B. 水传播
   C. 食物传播　　D. 血液传播
   E. 媒介传播
3. 对重型肝炎临床诊断有重要意义的是（　　）
   A. 黄疸进行性加深
   B. 凝血酶原活动度（PTA<40%）
   C. 血尿素氮升高
   D. 精神行为异常
   E. 腹水、中毒性鼓肠
4. 关于急性重型肝炎的饮食指导，正确的叙述是（　　）
   A. 高脂肪、高维生素饮食
   B. 高蛋白、高糖饮食
   C. 低蛋白、高脂肪饮食
   D. 富含维生素的流质或半流质饮食
   E. 高蛋白、低脂肪饮食
5. 某护士在给 HBeAg 阳性的慢性肝炎患者采血时，不慎刺破左手拇指，此时急需采取的重要措施是（　　）
   A. 立即注射乙肝疫苗
   B. 立即进行酒精消毒
   C. 定期复查肝功能和 HBV-IgM
   D. 立即注射高效价乙肝免疫球蛋白和查病毒抗原及抗体
   E. 立即接种乙肝疫苗，1 周内注射高效价乙肝免疫球蛋白
6. 孕妇，29 岁。既往体健，近 1 年来发现 HBsAg 阳性，且无任何症状，肝功能正常。足月顺利分娩 1 个体重 4500g 男婴。为阻断母婴传播，对此新生儿最适宜的预防方法是（　　）
   A. 乙肝疫苗
   B. 丙种球蛋白
   C. 乙肝疫苗 + 丙种球蛋白
   D. 高效价乙肝免疫球蛋白
   E. 乙肝疫苗 + 高效价乙肝免疫球蛋白
7. 患者，女，35 岁。因“乏力、食欲减退 5 天，尿黄 1 天”来诊，结合实验室检查结果，诊断为急性病毒性肝炎（甲型）。对于其 6 岁的儿子，适宜的做法是（　　）
   A. 不需要采取任何措施
   B. 预防性服用抗病毒药物
   C. 进行相关检查，若未感染可不做处理
   D. 进行相关检查，若未感染可注射人免疫球蛋白
   E. 进行相关检查，若未感染可注射高价特异性免疫球蛋白
8. 艾滋病的病原体是（　　）
   A. 人类嗜 T 细胞病毒Ⅰ
   B. 人类嗜 T 细胞病毒Ⅱ
   C. 人白血病病毒
   D. 人类免疫缺陷病毒
   E. EB 病毒
9. HIV 致病的关键因素是（　　）
   A. HIV 基因可以和宿主基因整合
   B. 可合并各种类型的机会感染
   C. HIV 易发生变异，逃避免疫系统攻击
   D. 可发生各种肿瘤而致死
   E. 侵犯 $CD4^+$ T 细胞，造成严重的免疫缺陷
10. 某患者感染 HIV 后 2 ～ 6 周，突然发热、出疹、关节和肌肉疼痛，多处淋巴结肿大，持续 1 ～ 2 周后好转。此期属于艾滋病的哪一期（　　）
    A. 潜伏期　　B. 急性期

C. 无症状期　　D. 持续性全身淋巴结病期
E. 艾滋病期

11. 患者，男，25岁，同性恋者，间歇发热、腹泻已2个月，多处浅表淋巴结肿大，目前最需要做的检查是（　　）
A. X线摄片检查
B. 血常规检查
C. HIV-1/2检测筛查试验
D. $CD4^{+}$ T淋巴细胞计数
E. 活体组织检查

12. 关于麻疹最常见的并发症，正确的是（　　）
A. 肺炎　　B. 麻疹脑炎
C. 喉炎　　D. 心肌炎
E. 急性胰腺炎

13. 降低麻疹发病率的关键措施是（　　）
A. 早发现、早诊断、早治疗麻疹患者
B. 一旦发现麻疹患者立即隔离
C. 医学检疫21天
D. 婴儿按时注射麻疹疫苗
E. 注意公共场所卫生

14. 麻疹患者在出疹期首先出皮疹的部位（　　）
A. 前额、面、颈　　B. 耳后、发际
C. 胸、背　　D. 胸、腹
E. 四肢

15. 对于麻疹患者应采取的隔离期是（　　）
A. 发热后5天　　B. 热退后1周
C. 疹退后10天　　D. 疹退后5天
E. 出疹后5天，有并发症隔离到出疹后10天

16. 针对麻疹患儿的护理措施，应除外（　　）
A. 高热时用酒精擦浴或药物迅速降温
B. 剪短指甲，防止抓伤皮肤，继发感染
C. 做好口腔、眼部的护理
D. 及时做好隔离措施
E. 观察有无并发症表现

17. 患儿，3岁，麻疹入院，目前处于麻疹恢复期。今日当班护士发现患儿的体温突然再次升高，伴有嗜睡、惊厥。该护士考虑患儿最可能的并发症是（　　）
A. 肺炎　　B. 咽炎　　C. 胸膜炎
D. 心肌炎　　E. 脑炎

18. 水痘的病原体是（　　）
A. 水痘病毒
B. 带状疱疹病毒
C. 呼吸道病毒
D. 水痘-带状疱疹病毒
E. 肠道病毒

19. 水痘的主要传播途径是（　　）
A. 直接接触和呼吸道传播
B. 血液传播
C. 性接触传播
D. 虫媒传播
E. 动物源性接触传播

20. 患儿，5岁，体温38.9℃，主诉咽痛半天，查体：躯干可见少量斑疹、丘疹，诊断为水痘。下列药物应避免使用的是（　　）
A. 抗生素　　B. 糖皮质激素
C. 干扰素　　D. 阿昔洛韦
E. 维生素D

21. 小儿患水痘后好转，重返托儿机构的要求是（　　）
A. 体温正常　　B. 食欲好转
C. 皮疹消退　　D. 全部皮疹干燥结痂
E. 不再出现新的皮疹

22. 流行性腮腺炎典型的临床表现为（　　）
A. 腮腺肿大以耳垂为中心向前、后、下发展，使下颌骨边缘不清
B. 发热、寒战、肌肉酸痛
C. 腮腺肿大，挤压后腮腺管有脓性分泌物
D. 腮腺肿大，局部皮肤红、肿、热、痛明显
E. 常伴有颈强直

23. 患儿，男，5岁。因"发热3天，双耳垂下肿痛2天"入院，诊断为流行性腮腺炎。在指导患儿家长饮食护理时，正确的是（　　）
A. 为促进患儿食欲，可予以酸性食物刺激唾液分泌
B. 可予以适量坚果，补充营养
C. 鼓励患儿多喝水
D. 多吃粗粮等高膳食纤维的食物，避免便秘
E. 禁食

24. 流行性腮腺炎的主要传播途径是（　　）
A. 消化道传播　　B. 垂直传播
C. 呼吸道传播　　D. 血液传播
E. 虫媒传播

25. 预防流感最有效的方法是（　）
A. 使用抗生素　　B. 使用抗毒素
C. 使用中草药　　D. 接种流感疫苗
E. 使用抗病毒化学药物

26. 感染人的主要是流感病毒中哪型（　）
A. 甲型和丁型　　B. 甲型和乙型
C. 甲型和丙型　　D. 乙型和丙型
E. 丙型和丁型

27. 流感的临床表现不包括（　）
A. 起病缓慢
B. 高热
C. 头痛、乏力、全身酸痛
D. 严重者可出现肺炎、呼吸困难
E. 上呼吸道症状相对较轻

28. 患儿，女，3岁，已确诊为流行性感冒，因鼻塞而哭闹不安，护士正确的处理方式是（　）
A. 鼻部冷敷　　B. 口服麻黄素
C. 按摩　　D. 1%麻黄碱溶液滴鼻
E. 针灸

29. 狂犬病最具特征的临床表现是（　　）
A. 惊恐不安　　B. 恐水症
C. 畏光　　D. 咽肌痉挛
E. 进行性瘫痪
30. 我国狂犬病最主要的传染源是（　　）
A. 蝙蝠　　B. 猫
C. 携带狂犬病毒的犬　　D. 狂犬病患者
E. 野生动物
31. 狂犬病毒对什么组织有强大的亲和力（　　）
A. 神经组织　　B. 结缔组织
C. 肌肉组织　　D. 胶原组织
E. 皮肤、黏膜
32. 患儿，女，6 岁，2 个月前被野犬咬伤。肇事犬外观无异常。患儿受伤后，家长只做了伤口清创、消毒，未做其他处理。3 天前患儿出现恐水、怕风、精神亢奋，该患儿应首先考虑（　　）
A. 病毒性脑炎　　B. 狂犬病
C. 乙型脑炎　　D. 流行性脑脊髓膜炎
E. 流行性感冒
33. 被狂犬咬伤后，下述处理措施不当的是（　　）
A. 伤口用肥皂水（或其他弱碱性清洗剂）和流动清水交替清洗
B. 冲洗后用碘伏溶液涂擦
C. 伤口必须及时缝合包扎
D. 用被动免疫制剂在伤口局部浸润注射
E. 接种狂犬病疫苗
34. 预防肾综合征出血热最关键的措施是（　　）
A. 防鼠、灭鼠　　B. 防螨、灭螨
C. 加强个人防护　　D. 疫苗接种
E. 加强食品卫生
35. 严重肾综合征出血热患者可出现高血容量综合征，主要发生在（　　）
A. 发热期　　B. 低血压休克期
C. 少尿期　　D. 多尿期
E. 恢复期
36. 肾综合征出血热高热患者采用物理降温时，不宜用（　　）
A. 冰帽　　B. 冰枕
C. 大血管处置冰袋　　D. 酒精擦浴
E. 温水擦浴
37. 肾综合征出血热的低血压休克期多发生于病程的（　　）
A. 1 ～ 2 天　　B. 2 ～ 4 天
C. 4 ～ 7 天　　D. 6 ～ 8 天
E. 8 ～ 12 天
38. 肾综合征出血热发热期忌用（　　）
A. 冷敷　　B. 地塞米松
C. 小剂量退热剂　　D. 甘露醇
E. 大剂量退热药
39. 轻型肾综合征出血热可缺少哪一期（　　）
A. 发热期　　B. 发热期或低血压休克期
C. 少尿期或多尿期　　D. 低血压休克期或少尿期
E. 低血压休克期或多尿期
40. 乙脑最主要的传染源是（　　）
A. 患者　　B. 隐性感染者
C. 猪　　D. 蚊蝇
E. 羊
41. 乙脑主要的死亡原因是（　　）
A. 循环衰竭
B. 周围性呼吸衰竭
C. 中枢性呼吸衰竭
D. 意识障碍
E. 并发症
42. 预防乙脑的关键措施是（　　）
A. 管理好动物传染源
B. 及早发现病人及时隔离治疗
C. 抓好灭蚊、防蚊工作
D. 抓好预防接种
E. 防蚊灭蚊与疫苗接种并重
43. 流行性乙脑极期的三大主要临床表现为（　　）
A. 头痛、颈项强直、嗜睡
B. 呕吐、抽搐、嗜睡
C. 发热、头痛、抽搐
D. 发热、抽搐、呼吸衰竭
E. 头痛、呕吐、抽搐
44. 以下哪项不能有效灭活新冠病毒（　　）
A. 紫外线　　B. 含氯消毒剂
C. 氯己定　　D. 过氧乙酸
E. 75% 乙醇
45. 新型冠状病毒的主要传染源是感染的患者和无症状感染者，在潜伏期即有传染性，发病后多少天内传染性较强（　　）
A. 5　　B. 7　　C. 10
D. 14　　E. 21
46. 普通型新冠病毒肺炎的主要临床表现是（　　）
A. 发热、干咳、乏力为主
B. 鼻塞、流鼻涕、咽痛和腹泻
C. 嗅觉味觉减退或丧失
D. 呼吸困难 / 低氧血症
E. 结膜炎、肌痛

A3/A4 型题

（47 ～ 50 题共用题干）

患者，男，41 岁。因食欲减退、恶心、乏力 1 周，伴巩膜、皮肤黄染 2 天来院就诊，HBsAg（+）。既往无肝炎病史，有便秘史多年，3 ～ 5 天排便一次，粪质干硬。

47. 该患者最有可能的诊断是（　　）
A. 急性黄疸型乙型肝炎
B. 淤胆型肝炎

C. 急性重型肝炎
D. 亚急性重型肝炎
E. 慢性重型肝炎

48. 入院第4天上午，患者出现神志模糊，嗜睡，肝未扪及，扑翼样震颤（+）。该患者可能并发了（　　）
A. 原发性腹膜炎　　B. 肝肾综合征
C. 肝性脑病　　D. 肝肺综合征
E. 上消化道出血

49. 为了进一步明确诊断及判断预后，此时应进行的检查（　　）
A. 血氨测定　　B. 凝血酶原活动度测定
C. 血胆固醇测定　　D. 血清白蛋白测定
E. 凝血酶原活动度测定

50. 医生查房后，嘱护士给患者灌肠一次，该患者忌用的灌肠液是（　　）
A. 清水　　B. 肥皂水
C. 温开水　　D. 生理盐水
E. 弱酸溶液

（51、52题共用题干）

患者，女，28岁。因不规则发热、慢性腹泻和消瘦半年入院。身体评估发现左腹股沟和左腋下淋巴结肿大，口腔内见数个白色溃疡面。HIV-1抗体阳性。

51. 该患者最可能的诊断是（　　）
A. HIV急性感染期
B. HIV无症状感染期
C. 艾滋病期
D. HIV淋巴结肿大期
E. 艾滋病机会感染期

52. 护士对患者进行健康宣教中，说法欠妥当的是（　　）
A. 定期随访
B. 尽早抗病毒治疗
C. 严禁献血
D. 性生活应使用避孕套
E. 避免和他人交往，预防交叉感染

（53～55题共用题干）

患儿，男，8岁。因突起高热3天，昏迷、抽搐1天入院。血常规：白细胞计数16.9×10^9/L。脑脊液检查：压力增高，白细胞计数轻度增加，葡萄糖和氯化物正常。诊断为流行性乙型脑炎。

53. 该患者确诊为流行性乙型脑炎的最主要依据是（　　）
A. 血培养
B. 骨髓培养
C. 特异性IgM抗体测定
D. 大便培养
E. 脑脊液检查

54. 入院第2天上午，患者再次出现高热（39.8℃），四肢抽搐。下列措施错误的是（　　）
A. 加用亚冬眠疗法
B. 大剂量阿司匹林药物降温为主
C. 降低室温
D. 保持呼吸道通畅
E. 使用冰敷腋下、颈部及腹股沟等体表大血管部位处

55. 该患儿住院期间，最容易发生的并发症是（　　）
A. 压力性损伤
B. 上消化道大出血
C. 败血症
D. 呼吸衰竭
E. 支气管肺炎

第3章 细菌性传染病患者的护理

第1节 伤寒患者的护理

案例 3-1

患者，男，25岁。因“持续发热伴乏力、厌食2天”入院。查体：T 39.8℃，P 78次/分，R 20次/分，面色苍白，表情淡漠，腹部可见2个淡红色斑丘疹，直径约3mm，压之褪色。血常规：白细胞（WBC）计数 3.2×10^9/L，中性粒细胞（N）0.72，淋巴细胞（L）0.28，嗜酸性粒细胞消失；血培养见伤寒沙门菌阳性。诊断：伤寒。发病第20天突感右下腹剧烈疼痛，腹壁紧张，下腹广泛压痛及反跳痛。

问题：1. 在病程中患者出现了什么并发症？

2. 护士对此并发症应如何配合医生进行处理？

一、概　　述

伤寒（typhoid fever）是由伤寒沙门菌经消化道侵入引起的急性肠道传染病。临床表现为腹部不适、肝脾肿大、持续发热和全身中毒症状、玫瑰疹和相对缓脉，常出现白细胞低下。肠出血、肠穿孔是其严重的并发症，常导致肝功能损害。

（一）病原学

伤寒沙门菌（图 3-1）属沙门菌属D组，革兰氏染色阴性，呈短杆状，不形成芽孢，无荚膜，有鞭毛，能运动。菌体裂解时释放内毒素，是致病的重要因素，不产生外毒素。本菌具有菌体抗原（O抗原）、鞭毛抗原（H抗原）和表面抗原（Vi抗原），感染机体后均能产生特异性抗体，但并非保护性抗体。

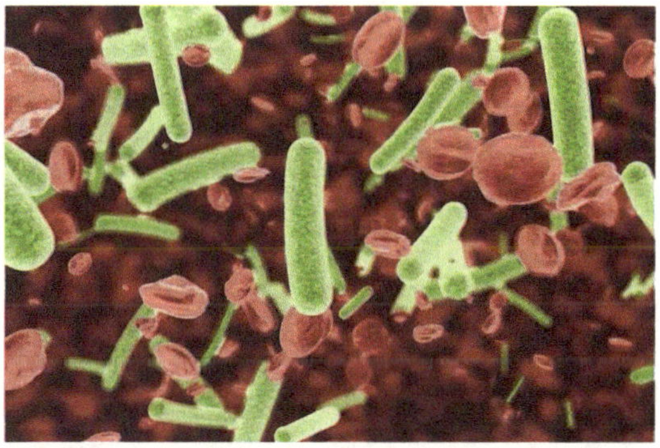
图 3-1　伤寒沙门菌

伤寒沙门菌在自然界中生命力强，水中可存活2～3周，粪便中可存活1～2个月。对光、热、干燥及化学消毒剂的抵抗力差，加热至60℃后15分钟或加热至100℃后立即死亡。

（二）发病机制与病理

伤寒沙门菌进入人体后是否发病取决于细菌的数量、毒力及机体免疫力。进入消化道后，未被胃酸杀灭的细菌进入小肠，部分被吞噬细胞吞噬，部分经淋巴管进入肠道淋巴组织及肠系膜淋巴结繁殖，由胸导管进入血流，引起第一次菌血症，进入潜伏期。细菌随血流进入肝、脾、胆囊等组织器官中大量繁殖，再次进入血流，引起第二次菌血症，释放内毒素，产生症状，进入初期。随着内毒素增多，症状逐渐加重，部分细菌随粪便排出，部分再度侵入肠壁产生严重的炎症反应，导致局部坏死、脱落，形成溃疡，进入极期和缓解期。随着机体免疫力的增强，血液和脏器中细菌被清除，病情缓解，进入恢复期。伤寒的病理特点为全身单核巨噬细胞系统增生反应，以回肠下段的集合淋巴结及孤立淋巴滤泡病变最具特征性。

（三）流行病学资料

1. 传染源　为患者及带菌者。典型伤寒患者在发病第 2 ～ 4 周排菌量大，传染性强。带菌者是引起伤寒不断传播流行的主要传染源。

链接

伤寒玛丽的故事

玛丽·梅伦（1869—1938），生于爱尔兰，后移民美国。她非常擅长烹调食物，于是干起了厨师工作，玛丽虽然身体健康，却携带伤寒沙门菌，做饭前也不爱洗手，后来因她相继将伤寒传染多人，最终被隔离在北兄弟岛上的传染病房。医生对她使用了可以治疗伤寒的所有药物，伤寒沙门菌却一直顽强地存在于她的体内。最终玛丽死于肺炎，而非伤寒，享年 69 岁。验尸后发现她的胆囊中仍有许多活体伤寒沙门菌。

2. 传播途径　通过消化道传播。食物被污染是本病的主要传播途径；水源污染可引起暴发流行；散发病例大多以日常生活接触，或以苍蝇及蟑螂等媒介为传播方式。

3. 人群易感性　普遍易感，病后可产生持久免疫力，再次发病者少见。发病以儿童和青年居多。本病在世界各地均有发病，以热带和亚热带卫生条件较差地区多见。常年发病，以夏秋季多见。

二、护理评估

（一）健康史

询问发病前 30 天内有无到过或生活在伤寒流行区；有无与伤寒患者、带菌者接触史；有无喝生水等不良卫生习惯。

（二）身心状况

1. 症状与体征　潜伏期 3 ～ 60 天，一般为 7 ～ 14 天。

（1）典型伤寒　临床经过分为 4 期。

1）初期：病程第 1 周。起病缓慢，发热是最早出现的症状，发热前可有畏寒，但少有寒战，出汗不多，随着病情逐渐加重，患者体温呈阶梯形上升，5 ～ 7 天达 40℃，可伴有乏力、全身不适、食欲减退、咽痛、咳嗽等症状。

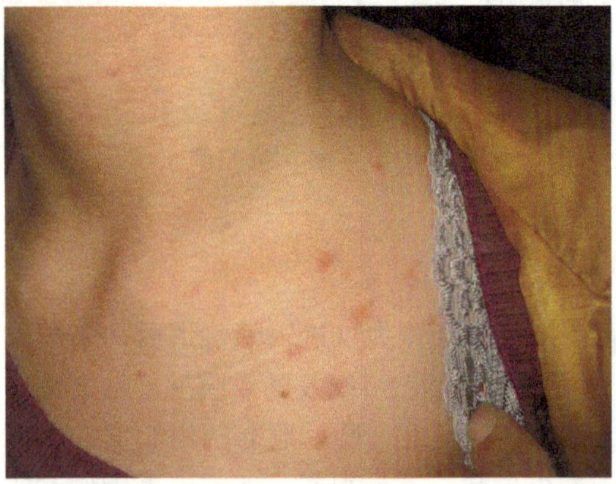

图 3-2　玫瑰疹

2）极期：病程第 2 ～ 3 周。出现伤寒特征性表现：①持续高热，多呈稽留热型，少数呈弛张热型或不规则热型。②腹部不适、腹胀，多有便秘，少数出现腹泻。③神经系统症状与病情轻重成正比，表情淡漠、反应迟钝、听力减退，重者可有谵妄、抽搐、昏迷、脑膜刺激征。④相对缓脉或重脉，并发心肌炎时相对缓脉不明显。⑤多数患者于病程第 1 周末出现肝脾肿大。⑥玫瑰疹（图 3-2）：病程第 7 ～ 14 天，部分患者于胸、腹及肩背部分批出现直径 2 ～ 4mm 的淡红色斑丘疹，压之褪色，多在 10 个以内，2 ～ 4 天消退。

3）缓解期：病程第 3 ～ 4 周。体温逐渐下降，症状逐渐减轻，但可出现肠道并发症。

4）恢复期：病程第 5 周。体温恢复正常，临床症状消失，1 个月左右完全康复。体弱、原有慢性疾病或有并发症者，病程较长。

（2）复发和再燃　由潜伏在体内的病菌再度繁殖侵入血流所致。少数患者热退后 1～3 周，临床症状再现，称为复发。部分缓解期患者，体温下降还未恢复正常时，又重新上升，持续 5～7 天后退热，称为再燃，可能与菌血症尚未被完全控制有关。

2. 并发症　肠出血为最常见并发症，肠穿孔为最严重并发症，均发生于病程第 2～3 周，常有饮食不当、活动过多、腹泻及排便用力等诱因。此外，还可发生中毒性肝炎、中毒性心肌炎、肺部感染、溶血性尿毒综合征等。

3. 心理 - 社会状况　伤寒具有传染性，需隔离和控制饮食等特殊治疗，患者及家属对疾病认识不足，容易引起心理、情绪及行为上的一些变化。应及时评估患者有无抑郁、孤独、焦虑、悲观、恐惧等心理反应，对隔离治疗的认识及适应情况；家属对疾病知识的了解程度、对患者的心理支持等。

（三）辅助检查

1. 一般检查　血常规中白细胞计数一般为（3～5）$\times 10^9$/L，中性粒细胞减少，嗜酸性粒细胞减少或消失，随病情好转逐渐恢复，复发时再度减少或消失。尿常规中轻度蛋白尿或少量管型。腹泻者便常规可见少量白细胞，并发肠出血时粪便隐血试验阳性。

2. 细菌学检查　血培养为最常见确诊方法，病程第 1～2 周阳性率可达 90%，后逐渐下降，再燃和复发时再度阳性。骨髓培养阳性率高，阳性持续时间长，适用于已抗菌治疗、血培养阴性患者。粪便培养、尿培养在病程的第 3～4 周阳性率较高。十二指肠引流液和玫瑰疹刮取液培养亦可获得伤寒沙门菌，但不作为常规检查。

3. 免疫学检查

（1）肥达试验　又称伤寒血清凝集反应，该试验应用“O”抗原和“H”抗原，通过凝集反应监测患者血清中相应抗体的凝集效价。当“O”抗体效价≥ 1∶80、“H”抗体≥ 1∶160，有辅助诊断价值。恢复期血清中特异性抗体效价较急性期血清特异性抗体效价增高 4 倍以上，有助于确定诊断。

（2）其他　可用酶联免疫吸附试验（ELISA）、间接血凝试验（IHA）等，主要检测伤寒沙门菌 IgM、IgG 及核酸等。

三、治疗要点

治疗原则为病原治疗的同时配合对症治疗，积极防治并发症。病原治疗目前首选药物为氟喹诺酮类药物，包括诺氟沙星、氧氟沙星、培氟沙星、依诺沙星、环丙沙星等，具有杀菌力强、耐药率低、口服制剂等优点，但因其影响骨骼发育，儿童、孕妇及哺乳期妇女慎用。第三代头孢菌素抗菌效果良好，但需静脉给药。

四、主要护理诊断 / 问题

1. 体温过高　与伤寒沙门菌感染、释放大量的内源性致热原有关。

2. 营养失调：低于机体需要量　与高热、食欲缺乏、腹泻有关。

3. 便秘 / 腹泻　与中毒性肠麻痹引起肠蠕动减慢或者内毒素释放致肠道功能紊乱有关。

4. 潜在并发症：肠出血、肠穿孔。

五、护理措施

（一）一般护理

1. 隔离与休息　执行消化道隔离措施，患者的排泄物、呕吐物需严格消毒处理。发热期患者绝对卧床休息至退热后1周，以减少消耗，避免肠道并发症的发生。

2. 饮食护理　①初期给予高蛋白、高维生素、营养丰富、清淡、易消化软食。②极期给予营养丰富、清淡的流质饮食，少量多餐，避免过饱。③缓解期给予易消化的高热量、高蛋白、高维生素、少渣或无渣的流质或半流质饮食，避免进食刺激性和产气的食物，观察进食后胃肠道反应。④恢复期可由流质、半流质少渣饮食逐渐恢复至正常，但仍应节制饮食。

（二）病情观察

1. 生命体征　严密监测患者的生命体征，观察体温的升降特点，判断热型变化，注意观察体温下降后是否有再度升高的情况，及时识别再燃、复发等导致的体温再次上升。

2. 消化道症状　评估患者有无腹痛、腹胀、腹泻、便秘等症状出现。注意观察粪便的颜色、性状、量及粪便隐血试验。

3. 并发症　及早识别肠道并发症的征象：血压下降、脉搏增快、出冷汗、肠蠕动增快、便血为肠出血征兆；突发右下腹剧痛、腹肌紧张，伴有恶心、呕吐、面色苍白、体温和血压下降等提示肠穿孔可能，应立即报告医生并配合处理。

（三）对症护理

1. 高热的护理　给予冰帽、冰袋冷敷头部，温水擦浴等物理降温。擦浴时避免在腹部加压用力，以免引起肠道并发症；有皮疹者禁忌酒精擦浴；避免选用大剂量退热药。鼓励患者少量、多次饮水，保证液体摄入量。出汗后及时更换内衣，保持皮肤清洁、干燥。

2. 腹胀的护理　调节饮食，减少或停止易产气食物的摄入；使用松节油腹部热敷、肛管排气，但禁用新斯的明，以免引起剧烈肠蠕动，诱发肠道并发症。

3. 便秘的护理　切忌过度用力排便，必要时可用开塞露或生理盐水低压灌肠，忌高压灌肠，禁用泻药。

4. 腹泻的护理　评估腹泻次数，粪便的颜色、性状、量及持续时间等。遵医嘱补液，监测水、电解质、酸碱平衡状况。

（四）心理护理

护理人员应与患者建立良好的沟通，耐心向患者解释限制活动与饮食的重要性，使患者积极配合治疗及护理，减轻或消除紧张、焦虑情绪。

六、健康教育

（一）预防知识教育

1. 管理传染源　患者隔离至体温正常后2周，或症状消失后5天和10天各做尿、便培养，连续2次阴性（2次间隔为2～3天）方可解除隔离。接触者医学观察15天，带菌者不得从事餐饮行业并及时治疗。

2. 切断传播途径　做好“三管一灭”，即水源、饮食、粪便管理，消灭苍蝇、蟑螂。

3. 保护易感人群　高危人群可注射伤寒Vi多糖疫苗进行预防接种，适用于成年人和2岁以上的儿童，接种后保护率为70%左右，免疫力持续不少于2年。

（二）相关知识教育

教育患者要养成良好的卫生饮食习惯，坚持饭前、便后洗手，不饮生水，不吃不洁食物等。伤寒患者痊愈后仍需定期复查，以防复发或成为带菌者。

第 2 节 细菌性痢疾患者的护理

案例 3-2

患者，男，36 岁，因"发热、腹痛、脓血便 3 天"来诊。患者因出差在外进食不洁饮食，半天后突然畏寒、发热，伴下腹阵发性疼痛和腹泻，大便每天 10 余次，为少量脓血便，伴里急后重。查体：T 38.5℃，P 96 次 / 分，R 20 次 / 分，BP 120/80mmHg。急性热病容，腹平软，左下腹有压痛，无肌紧张和反跳痛，肠鸣音 5 次 / 分。实验室检查：血红蛋白（Hb）124g/L，白细胞（WBC）计数 16.4×10^9/L，中性粒细胞（N）0.80，血小板（PLT）200×10^9/L。粪便常规：黏液脓性便，白细胞多数 /HP，红细胞 3 ～ 5/HP。

问题：1. 考虑该患者可能的临床诊断是什么？

2. 考虑该患者主要的护理诊断有哪些？

一、概　述

细菌性痢疾（bacillary dysentery）简称菌痢，是由志贺菌（痢疾杆菌）引起的急性肠道传染病。以结肠化脓性炎症为主要病变，以腹痛、腹泻、里急后重、脓血便为主要表现，重者出现休克、昏迷、呼吸衰竭。

（一）病原学

志贺菌（图 3-3）属肠杆菌科志贺菌属，为革兰氏阴性杆菌，无鞭毛、芽孢及荚膜，有菌毛。根据其 O 抗原和生化反应的不同，目前本菌可分为 4 群：痢疾志贺菌（A 群）、福氏志贺菌（B 群）、鲍氏志贺菌（C 群）、宋内志贺菌（D 群），共 47 个血清型。我国以福氏志贺菌和宋内志贺菌感染为主。福氏志贺菌感染易转为慢性；宋内志贺菌感染症状轻；痢疾志贺菌的毒力最强，可引起严重症状。志贺菌可产生内毒素，是引起全身毒血症的主要因素。志贺菌还可产生外毒素（志贺毒素），具有神经毒性、细胞毒性和肠毒性作用。各菌群及血清型之间无交叉免疫。

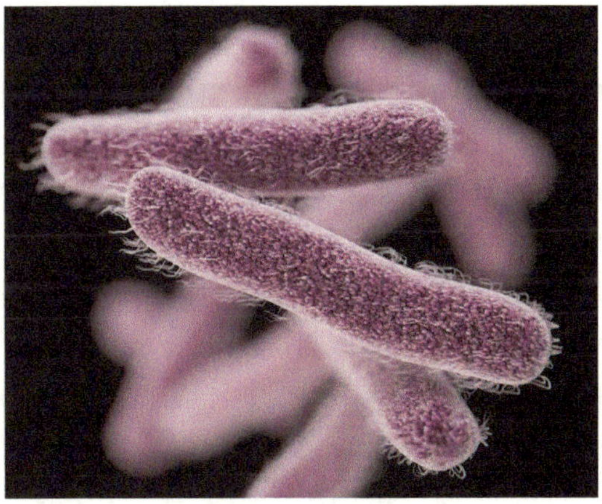

图 3-3　志贺菌

本菌对外界环境具有一定的抵抗力，在瓜果、蔬菜及污染物上均可生存，但对理化因素抵抗力较弱，日光直接照射 30 分钟、加热至 60℃ 10 分钟或煮沸 2 分钟即被杀死，对酸和一般消毒剂敏感。

（二）发病机制与病理

志贺菌侵入机体后是否发病，主要取决于细菌数量、致病力和人体抵抗力这三个要素。志贺菌进入消化道后，大部分会被胃酸杀死，少量未被杀死的细菌黏附并侵入乙状结肠与直肠黏膜上皮细胞和固有层中繁殖，引起肠黏膜的炎症反应和固有层小血管循环障碍，导致肠黏膜变性、坏死和溃疡，分泌黏液和脓性分泌物，由黏液、中性粒细胞、细胞碎屑、血液和渗出液形成黏液脓血便。志贺菌可产生内毒素和外毒素。内毒素引起发热和毒血症状，是中毒性痢疾死亡的主要原因。外毒素引起肠黏膜细胞坏死、水样腹泻及神经系统症状。

（三）流行病学资料

1. 传染源　主要为急慢性患者及带菌者。急性菌痢患者传染性强；非典型患者、慢性菌痢患者及无症状带菌者由于症状不典型而容易被误诊或漏诊，在流行病学中具有重要意义。

2. 传播途径　主要经粪-口途径传播。致病菌污染食物、水、生活用品或手，经口使人感染；亦可通过苍蝇污染食物而传播，水源被污染可引起暴发流行。

3. 人群易感性　普遍易感。病后可暂时获得一定的免疫力，不同菌群及血清型间无交叉保护性免疫，易反复感染。

在我国各地区全年均有发生，但以夏秋季多发。与苍蝇活动、气候条件、夏季饮食习惯、机体抵抗力等因素有关。

二、护理评估

（一）健康史

询问流行病学史：患者发病前30天内有无到过或在菌痢流行区生活过；有无与菌痢患者、带菌者密切接触史；有无有进食不洁食物史等。

（二）身心状况

1. 症状与体征　潜伏期一般为1～4天，短者数小时，长者可达7天。

（1）急性菌痢　根据肠道症状及毒血症轻重可分为4型。

1）普通型（典型）：起病急，体温可高达39℃以上，高热伴畏寒、寒战、头痛、乏力、食欲减退。早期有恶心、呕吐，继而出现阵发性腹痛、腹泻和里急后重（腹痛欲便而不爽，便时肛管有沉重下坠感）。大便性状开始为稀水样便，1～2天后转变为黏液脓血便，每天排便由十余次转变至数十次，量少。常有左下腹压痛及肠鸣音亢进。2～3天后热退，腹泻常于1～2周后缓解或自愈，少数转为慢性。

2）轻型（非典型）：一般无全身毒血症状，不发热或低热。大便次数每天10次以内，呈糊状或稀便，有黏液但无脓血，有轻微腹痛。病程短，3～7天可自愈，亦可转为慢性。

3）重型：多见于年老、体弱、营养不良的患者。急性发热，腹泻每天达30次以上，为稀水脓血便，偶尔排出片状假膜，甚至大便失禁，腹痛、里急后重明显。后期可出现严重腹胀及中毒性肠麻痹，常伴呕吐，严重失水可引起外周循环衰竭。部分病例表现为中毒性休克，体温不升，常有酸中毒和水、电解质平衡失调，少数患者可出现心、肾功能不全。

4）中毒性菌痢：多见于2～7岁体质较好的儿童。起病急骤，突起畏寒、高热，体温高达40℃以上，病势凶险，全身中毒症状严重，反复惊厥、嗜睡、昏迷，迅速发生周围循环衰竭和呼吸衰竭。肠道症状较轻，可无腹泻和脓血便。根据其主要临床表现可分为3型。

①休克型（周围循环衰竭型）：较为多见，以感染性休克为主要表现。患者面色灰白、四肢厥冷、甲床发白、血压正常或稍低、发绀、心率快、脉细速、尿量减少、神志正常。晚期血压下降甚至测不出，皮肤花纹明显，伴不同程度意识障碍，可出现心、肾功能不全的症状。重型病例可导致多器官功能衰竭，危及生命。

②脑型（呼吸衰竭型）：最为严重，以中枢神经系统症状为主要表现。表现为脑膜脑炎，颅内压增高，甚至脑疝，出现中枢性呼吸衰竭。剧烈头痛、频繁喷射状呕吐。频繁或持续性惊厥、昏迷。瞳孔大小不等，对光反射迟钝或消失，眼球下沉呈落日征。呼吸节律不齐，深浅不匀，双吸气或叹息样呼吸，严重者可出现呼吸停止。

③混合型：病死率高达90%以上，预后最为凶险。

（2）慢性菌痢　病程反复发作或迁延不愈达2个月以上，即为慢性菌痢。急性期治疗不及时或治疗不当、机体抵抗力下降等，都可引起慢性痢疾。根据临床表现可分为3型。

1）急性发作型：有慢性菌痢史，因进食生冷食物或受凉、过度劳累等因素诱发急性发作，可出现腹痛、腹泻、脓血便，发热常不明显。

2）慢性迁延型：急性菌痢发作后，迁延不愈。常有腹痛、长期腹泻或腹泻与便秘交替、稀黏液便或脓血便。体检可见左下腹压痛，可扪及增粗的乙状结肠，大便间歇排菌。长期腹泻导致营养不良、贫血、乏力等。

3）慢性隐匿型：有急性菌痢病史，无明显临床症状。粪便培养可检出志贺菌，结肠镜检可发现黏膜炎症或溃疡等病变。

2. 并发症　周围循环衰竭、中枢性呼吸衰竭、惊厥、脑疝等。

3. 心理 - 社会状况　应及时评估患者有无抑郁、孤独、焦虑、悲观、恐惧等心理反应，对隔离治疗的认识及适应情况；家属对疾病知识的了解程度、对患者的心理支持等。

（三）辅助检查

1. 一般检查　①血常规：急性期外周血白细胞数可轻度至中度增高，白细胞计数一般为（10 ～ 20）$\times 10^9$/L，中性粒细胞明显增高。②粪便常规：外观多为黏液脓血便；镜检可见白细胞（≥ 15 个 / 高倍视野）、脓细胞及少数红细胞，如有巨噬细胞更有助于诊断。

2. 病原学检查　①细菌培养：粪便培养出志贺菌可以确诊，应在早期（在抗菌治疗前）多次及采用适宜的培养基进行粪便培养。②特异性核酸检测：采用核酸杂交或聚合酶链反应（PCR）可直接检查粪便中的志贺菌核酸，具有灵敏度高、特异性强、快速简便，对标本要求低等优点。

3. 免疫学检查　具有早期快速诊断的优点，由于粪便中抗原成分复杂，易出现假阳性反应，故目前临床上尚未广泛应用。

三、治疗要点

治疗原则为病原治疗的同时配合对症治疗，积极防治各种并发症。

（一）病原治疗

1. 急性菌痢　自抗生素广泛应用以来，志贺菌呈多重耐药。故用药时应参考药物敏感试验，选择易被肠道吸收的口服药物，病情重或口服吸收不良时，加用肌内注射或静脉滴注抗生素。抗菌药物治疗的疗程一般为 3 ～ 5 天。喹诺酮类药物抗菌谱广，有强大的杀菌作用，对耐药菌株亦有较好的疗效，是目前成人菌痢首选用药。常用诺氟沙星，亦可选用环丙沙星、氧氟沙星。小檗碱（黄连素）因其有减少肠道分泌的作用，所以可与抗生素同时使用。头孢曲松可应用于任何年龄组，同时对多重耐药菌株有效。

2. 慢性菌痢　根据药敏试验结果选择有效抗菌药物，可联合应用 2 种不同类型的抗菌药物，亦可行药物保留灌肠疗法，并在灌肠液内加用少量糖皮质激素，以此提高疗效。

3. 中毒性菌痢　选用环丙沙星、氧氟沙星等喹诺酮类或三代头孢菌素类抗菌药物进行静脉滴注，病情好转后改为口服。

（二）对症治疗

1. 急、慢性菌痢　高热者可用退热药及物理降温，腹痛剧烈者可用解痉药如阿托品、颠茄合剂。毒血症状严重者，可酌情小剂量应用糖皮质激素。出现肠道菌群失调者，可用微生态制剂如乳酸菌或双歧杆菌制剂。

2. 中毒性菌痢　①降温、镇静，高热伴反复惊厥者可用亚冬眠疗法，争取短时间内使体温降至 36 ～ 37℃。②休克型患者应积极抗休克治疗。③脑型患者应脱水治疗，防治呼吸衰竭。

（三）并发症治疗

1. 周围循环衰竭　采取仰卧中凹位，保暖，快速建立外周静脉通路，补充血容量，维持水、电解质平衡；应用血管活性药物等抗休克治疗。

2. 中枢性呼吸衰竭　保持呼吸道通畅，迅速纠正缺氧、改善通气，加强一般支持治疗和对其他重要脏器功能的监测与支持。

四、主要护理诊断/问题

1. 体温过高　与志贺菌感染、释放大量的内源性致热原有关。
2. 腹泻　与肠道炎症、广泛浅表性溃疡形成导致胃肠蠕动增强、肠痉挛有关。
3. 外周组织灌注无效　与内毒素导致微循环障碍有关。
4. 急性疼痛　与细菌毒素作用于肠壁自主神经，引起肠痉挛有关。
5. 营养失调：低于机体需要量　与发热、腹泻导致体液丢失过多。
6. 潜在并发症：周围循环衰竭、中枢性呼吸衰竭、惊厥、脑疝。

五、护理措施

（一）一般护理

1. 隔离与休息　执行消化道隔离措施，患者急性症状消失、粪便培养连续2次阴性，方可解除隔离。急性期卧床休息，待症状缓解后可适当活动，同时房间应经常通风换气。

2. 饮食护理　指导患者每天至少摄入2000ml水，以防脱水。能进食者，给予高热量、高维生素、高蛋白的清淡流质或半流质饮食，避免食用生冷、辛辣、油腻等刺激性食物。严重腹泻伴呕吐者可暂禁食，通过静脉补充所需营养，待病情好转后逐渐过渡至正常饮食。

（二）病情观察

1. 生命体征　严密监测患者的生命体征，观察体温的升降特点，判断热型变化。

2. 消化道症状　评估患者有无腹痛、腹泻等症状出现。同时，注意评估患者脱水体征、出入量、饮食情况、体重及治疗效果。

3. 并发症　注意评估有无周围循环衰竭、中枢性呼吸衰竭可能。

（三）对症护理

1. 发热的护理　给予冰帽、冰袋冷敷头部，温水擦浴等物理降温。鼓励患者多次饮水，保证液体摄入量。出汗后及时更换内衣，保持皮肤清洁、干燥。

2. 腹泻的护理　评估腹泻次数，粪便的颜色、性状、量及持续时间等。遵医嘱补液，监测水、电解质、酸碱平衡状况。

3. 皮肤护理　对排便频繁者，便后用软纸擦拭，用温水清洗肛周，保持肛周清洁干燥，局部涂以无菌凡士林油膏保护。

（四）用药护理

观察药物不良反应。常用诺氟沙星，常见不良反应有恶心、呕吐、腹痛、腹泻、心慌、胸闷等，因其能影响骨髓发育，故儿童、孕妇及哺乳期妇女慎用。

（五）心理护理

与患者建立良好的沟通，耐心向患者解释腹泻、腹痛、里急后重等发生的原因，介绍主要治疗措施及效果，减轻或消除紧张、焦虑情绪。

六、健康教育

（一）预防知识教育

1. 管理传染源　急、慢性患者和带菌者应隔离或定期进行访视管理，并给予彻底治疗。
2. 切断传播途径　养成良好的个人卫生习惯，餐前便后洗手，不饮生水，不摄入不洁食物。
3. 保护易感人群　在流行期间，易感人群可口服多价痢疾减毒活菌苗，提高机体免疫力。

（二）相关知识教育

应向患者及家属说明感染志贺菌者应及时隔离、治疗。遵医嘱按时、按量、按疗程服药，争取彻底治愈。慢性菌痢患者应加强体育锻炼，提高机体抵抗力，避免复发。

第 3 节　霍乱患者的护理

案例 3-3

患者，男，24 岁，因“腹泻伴呕吐 2 天”入院。患者 2 天前外出旅游返回家后，突然出现腹泻，开始几次为黄色样便，后变为白色米泔样便，约每小时腹泻一次，每次 100 ～ 200ml，粪便中无脓血。查体：T 36.4℃，P 110 次 / 分，R 23 次 / 分，BP 110/90mmHg。神志清，眼窝深陷，唇舌干燥，口渴欲饮，腹部稍下陷。血常规：白细胞（WBC）计数 14×10^9/L，中性粒细胞 0.84，嗜酸性粒细胞 0.01，嗜碱性粒细胞 0.01，淋巴细胞 0.16。血液中钠（Na^+）115.0mmol/L，钾（K^+）3.0mmol/L，氯（Cl^-）90.0mmol/L，血尿素氮（BUN）8.0mmol/L，肌酐（CR）130.0μmol/L。

问题：1. 考虑该患者可能的临床诊断是什么？

2. 考虑该患者现存的护理诊断有哪些？

一、概　述

霍乱（cholera）是由霍乱弧菌引起的烈性肠道传染病。起病急，剧烈腹泻、呕吐，可导致脱水、电解质和酸碱失衡，循环衰竭。

（一）病原学

霍乱弧菌（图 3-4）属革兰氏阴性菌，呈弧形或者逗点状的杆菌，尾端有一根鞭毛，镜检可见其穿梭状运动（图 3-5），粪便直接涂片可见弧菌纵列呈“鱼群样”排列。

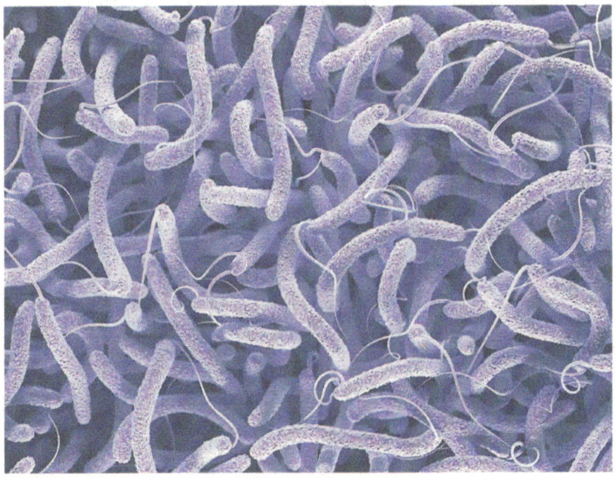

图 3-4　霍乱弧菌

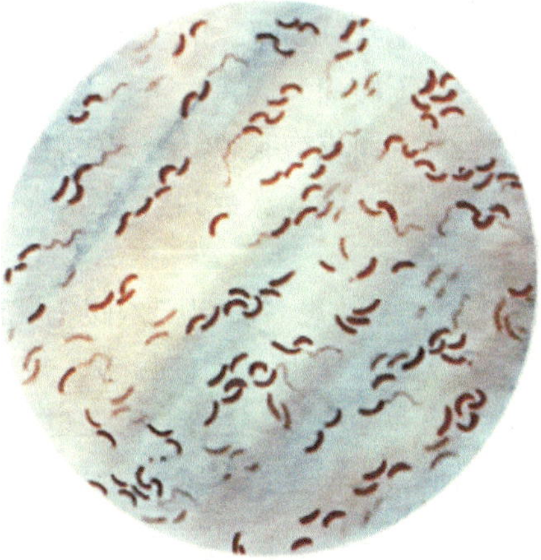

图 3-5　霍乱弧菌穿梭状运动

霍乱弧菌具有耐热的菌体（O）抗原和不耐热的鞭毛（H）抗原，O抗原是霍乱弧菌分群和分型的基础。世界卫生组织（WHO）腹泻控制中心根据霍乱弧菌的O抗原特异性、生化性状、致病性的不同，将霍乱弧菌分类为：O_1群霍乱弧菌，包括古典生物型和埃尔托生物型，产生肠毒素，是霍乱的主要致病菌；不典型O_1群霍乱弧菌，不产生肠毒素，无致病性；非O_1群霍乱弧菌，为不凝集弧菌，一般无致病性。

霍乱弧菌对干燥、热、酸和一般消毒剂（含氯制剂、碘制剂）均敏感，干燥2小时、在煮沸的开水中仅存活1分钟，霍乱弧菌在胃酸中仅存活5分钟，在加氯的自来水或井水中可生存15分钟。在河水、海水和井水中埃尔托生物型弧菌能生存1～3周，在鱼虾或贝类食物中可生存1～2周，在合适的外界自然环境中可存活1年以上。

（二）发病机制与病理

霍乱弧菌侵入人体后，当胃酸减少、机体抵抗力下降或感染霍乱弧菌数量较多时，未被杀灭的病菌可进入小肠，通过鞭毛运动、黏蛋白溶解酶、黏附素等，黏附于肠黏膜上皮细胞表面生长繁殖，并产生霍乱肠毒素引起肠液过度分泌，导致大量电解质和水分积聚在肠腔内，引起剧烈的水样腹泻和呕吐。剧烈泻吐导致体内水和电解质的大量丢失是本病的主要病理改变，脏器实质性损害不明显。

（三）流行病学资料

1. 传染源　患者和带菌者是霍乱的主要传染源。患者发病期一般可以连续排菌5天以上，也可达2周，其吐泻物中可有大量霍乱弧菌。轻型、隐性感染者，潜伏期、恢复期患者及健康带菌者易被忽视，对疾病的传播有重要作用。

2. 传播途径　消化道传播是本病的主要传播途径。经水传播的霍乱常呈暴发流行；食物被污染也可形成食物型暴发流行；散发病例大多以日常生活接触或苍蝇等媒介为传播方式。

3. 人群易感性　普遍易感。病后能产生一定免疫力，但维持时间短暂，有再感染的可能。

本病具有很强的地方性、外来性及季节性。霍乱主要分布于沿海、沿江地区，可通过交通工具进行扩散。热带地区全年可发病，在我国的流行季节为夏、秋季，高峰多在7～9月。

二、护理评估

（一）健康史

询问流行病学史：生活在霍乱流行区，或5天内到过霍乱流行区，或发病前5天内有饮用生水或进食海（水）产品或其他不洁食物和饮料等饮食史。

（二）身心状况

1. 症状与体征　霍乱的潜伏期1～3天，短则数小时，长则5天。根据患者脱水程度、血压、脉搏及尿量等，将霍乱分为轻、中、重型及中毒型。

（1）轻型　无腹痛、腹泻，可伴有呕吐，常无发热和里急后重表现，少数患者可出现低热（多见于儿童），腹部隐痛或饱胀感，个别患者有阵发性绞痛。

（2）中、重型　泻吐次数频繁或剧烈，迅速出现脱水，严重者出现循环衰竭和休克。典型病例临床经过分为3期。

1）泻吐期：多数患者突起剧烈腹泻，继而呕吐，无发热、腹痛和里急后重，排便次数每天数次至数十次，甚至大便失禁；大便量多，每次可超过1000ml，初为泥浆样或黄色稀水样，有粪质，迅速变为米泔样（图3-6），无粪臭。呕吐常为喷射状，呕吐物先为胃内容物，后为米泔水样液体。重症患者肠道出血，粪便呈洗肉水样。部分患者伴腓肠肌痉挛性疼痛，腹直肌痉挛也可引起腹痛。此期持续数小时至1～2天。

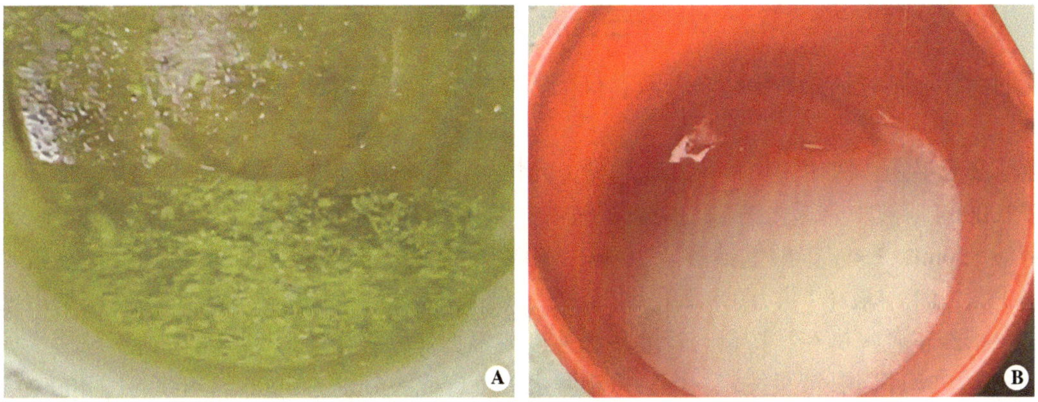

图 3-6　米泔样粪便

2）脱水期　剧烈吐泻后出现脱水、电解质紊乱和代谢性酸中毒，严重者出现循环衰竭。本期病程一般为数小时至二三天。

3）恢复期　腹泻停止及脱水被纠正后，患者症状逐渐消失，生命体征逐步恢复正常。

（3）中毒型　又称干性霍乱，较罕见，在霍乱流行期出现无泻吐或泻吐较轻，无脱水或仅轻度脱水，但常因严重的中毒型循环衰竭而死亡。

2. 并发症

（1）急性肾衰竭　最常见的严重并发症，也是常见的死因。表现为少尿、无尿和氮质血症。

（2）急性肺水肿　由腹泻、呕吐导致严重脱水，需要快速补液，若不注意同时纠正酸中毒，则容易发生肺水肿，表现为极度呼吸困难、端坐呼吸、发绀、阵发性咳嗽伴大量白色或粉红色泡沫痰。

3. 心理 - 社会状况　霍乱具有传染性，需隔离治疗，患者及家属对疾病认识不足，容易引起心理、情绪及行为上的一些变化。评估患者有无抑郁、孤独、焦虑、悲观、恐惧等心理反应，对隔离治疗的认识及适应情况；家属对疾病知识的了解程度、对患者的心理支持等。

（三）辅助检查

1. 一般检查

（1）血常规　脱水患者可表现为红细胞和白细胞计数均升高。

（2）血生化　血清钾、钠、氯化物降低，pH 下降，血肌酐和血尿素氮上升。

（3）尿常规　多数患者尿液呈酸性，镜检可见少量蛋白、红细胞、白细胞及管型。

（4）便常规　部分患者标本可见黏液，镜下可见少许红细胞、白细胞。

2. 细菌学检查

（1）涂片染色　粪便涂片染色，镜下可见革兰氏染色阴性的弧菌呈“鱼群”状排列。

（2）动力试验及制动试验　将新鲜粪便做悬滴或暗视野镜检，可见运动活跃呈穿梭状弧菌，加入特异性抗血清，细菌停止活动，即为阳性。该检查可作为霍乱流行期快速诊断方法。

（3）粪便培养　应在抗菌治疗前进行粪便留取，并尽快送检培养。粪便接种于碱性蛋白胨水培养基上，在 36 ～ 37℃下增菌培养 6 ～ 8 小时后再分离培养。增菌培养和分离培养结合可为明确诊断提供依据。

（4）快速辅助检测　采用酶联免疫吸附试验（ELISA），可检测粪便中的弧菌抗原，用于快速检测。

3. 血清学检查　主要用于流行病学的追溯诊断和粪便培养阴性可疑患者的诊断。抗菌抗体和抗肠毒素抗体一般在发病第 5 天出现，8 ～ 21 天到达高峰。抗凝集素抗体双份血清滴度升高 4 倍以上有诊断意义。

三、治疗要点

霍乱的治疗原则包括严格隔离、补液、抗菌和对症治疗。及时补充液体和电解质是治疗本病的关键环节。

静脉补液应早期、快速、足量，先盐后糖，先快后慢，纠酸补钙，见尿补钾。补液种类 5∶4∶1 溶液（每 1000ml 溶液中含氯化钠 5g，碳酸氢钠 4g，氯化钾 1g，加 50% 葡萄糖注射液 20ml；或按 0.9% 氯化钠溶液 550ml，1.4% 碳酸氢钠溶液 300ml，10% 氯化钾溶液 10ml 加 10% 葡萄糖注射液 140ml 的比例配制），2∶1 溶液（2 份 0.9% 氯化钠溶液，1 份 1.4% 碳酸氢钠溶液）及林格乳酸钠溶液等。输液总量应包括纠正脱水量和维持量。输液量和速度应根据病情轻重、脱水程度、血压脉搏、尿量及血浆比重等决定。24 小时补液量按轻、中、重型脱水程度，成人分别为 3000 ～ 4000ml、4000 ～ 8000ml 和 8000 ～ 12000ml。最初 1 ～ 2 小时宜快速，但应注意预防肺水肿的发生。

抗菌治疗是补液治疗的重要辅助措施，可控制病原菌、减少腹泻量、缩短病程，常用的药物有喹诺酮类如环丙沙星、诺氟沙星，多西环素、复方磺胺甲噁唑等。

四、主要护理诊断 / 问题

1. 腹泻　与霍乱肠毒素作用于肠道有关。
2. 组织灌注无效　与频繁剧烈的泻吐导致严重脱水、循环衰竭有关。
3. 急性疼痛　吐泻致钠盐丢失引起腹直肌、腓肠肌痉挛有关。
4. 活动耐力下降　与频繁吐泻致电解质丢失，引起低钾有关。
5. 焦虑 / 恐惧　与突然起病、脱水导致不适，实施严格接触隔离有关。
6. 潜在并发症：急性肾衰竭、急性肺水肿。

五、护理措施

（一）一般护理

1. 隔离与休息　确诊患者严密隔离并及时上报疫情，患者症状消失后 6 天，并隔日粪便培养 1 次，连续 3 次为阴性方可解除隔离。对于疑似病例，应彻底消毒泻吐物并与确诊患者分开隔离。患者的排泄物、呕吐物需严格消毒处理。加强手卫生，避免院内感染。急性期患者卧床休息，限制活动，减少体力消耗。症状消失后可逐渐增加活动量。

2. 饮食护理　剧烈泻吐时应暂禁食，待症状好转可给予少量多次饮水，逐步过渡到易消化的流质饮食，避免食用易产生肠胀气的食物。

（二）病情观察

严密监测生命体征和神志变化，严格记录 24 小时出入量，每 0.5 ～ 1.0 小时记录 1 次。观察和记录呕吐及排便的次数、量、性状，并及时采集泻吐物送检。根据皮肤黏膜弹性、血压、脉搏、尿量、神志等变化判断脱水程度。及时评估水、电解质和酸碱平衡情况。

（三）对症护理

1. 补液治疗的护理　迅速建立至少两条静脉通路，可应用输液泵来保证液体及时准确输入，有条件可行中心静脉穿刺，同时监测中心静脉压的变化。根据脱水程度和病情轻重确定输液量和速度。输液过程中，注意观察患者脉搏、血压、皮肤弹性及尿量等，以评估输液效果，并注意有无发生输液反应，警惕患者急性肺水肿等并发症的发生。

2. 口腔的护理　病情轻者，呕吐后可用温水漱口；病情严重者，禁食并做好口腔护理。

3. 腹泻的护理　评估腹泻次数，粪便的颜色、性状、量及持续时间等。遵医嘱补液，监测水、电解质、酸碱平衡状况。

4. 肌肉痉挛的护理　局部用热敷、按摩等方法解除痉挛；严重者遵医嘱给予解痉镇痛药。

（四）用药护理

遵医嘱使用抗菌药物，观察用药后疗效及不良反应。喹诺酮类抗生素使用过程中要密切观察肾功能变化及中枢神经系统不良反应。

（五）心理护理

与患者建立良好的沟通，耐心向患者解释隔离治疗和限制活动的重要性，使患者积极配合治疗及护理，减轻或消除紧张、焦虑情绪。

六、健康教育

（一）预防知识教育

1. 管理传染源　加强对传染源的严格管理是控制霍乱流行的重要环节。医院开设肠道门诊，健全疫情报告制度，及时发现患者和带菌者并尽早隔离治疗。对密切接触者应严密隔离 5 天，行粪便培养并服用预防性药物。

2. 切断传播途径　做好“三管一灭”，即水源管理、饮食管理、粪便管理，消灭苍蝇、蟑螂。严禁使用未经无害化处理的粪便施肥，指导公众养成良好卫生习惯。

3. 保护易感人群　加强体育锻炼，提高机体免疫力。霍乱流行期间，可口服霍乱活菌苗进行预防。

（二）相关知识教育

向患者及家属解释本病的发生、发展过程，说明严密隔离的重要性及隔离期限。教育患者要养成良好的卫生与饮食习惯，坚持饭前、便后洗手，不饮生水、不吃不洁食物等。有吐、泻症状者及时到医院肠道门诊就医。

第 4 节　鼠疫患者的护理

案例 3-4

患者，男，35 岁，牧民，内蒙古自治区人。因“发热，咳嗽，胸痛 1 天”入院。查体：T 39.8℃，P 120 次 / 分，R 33 次 / 分，腹股沟淋巴结肿大，有压痛，肺部闻及散在湿啰音。X 线检查呈支气管肺炎改变。血常规：白细胞（WBC）计数 25×10^9/L。血涂片染色镜检可见革兰氏阴性短粗杆菌。

问题：1. 考虑该患者可能的临床诊断是什么？

2. 患者入院时可以提出哪些护理诊断？

一、概　述

鼠疫（plague）是由鼠疫耶尔森菌引起的烈性传染病，属于自然疫源性疾病。临床特征主要为高热、严重毒血症状、淋巴结肿大、肺炎和出血倾向等。主要流行于鼠类和其他啮齿类动物。本病传染性强，病死率高，近年来，由于抗生素的及时应用，病死率降至 10% 左右。

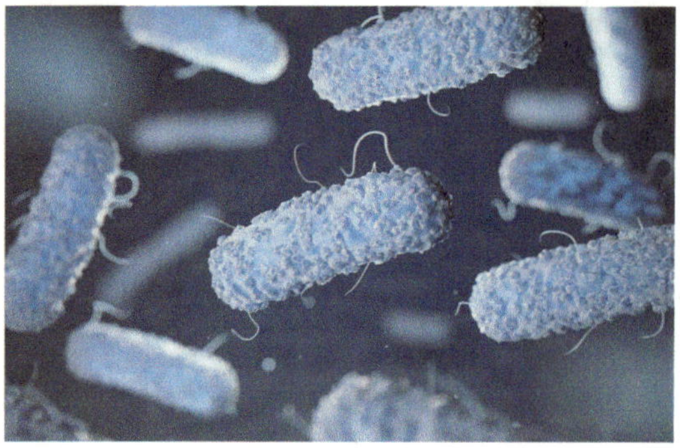

图 3-7 鼠疫耶尔森菌

（一）病原学

鼠疫耶尔森菌（图 3-7），简称鼠疫菌，属耶尔森菌属，革兰氏染色阴性，为卵圆形粗短杆菌。有荚膜，无芽孢，无鞭毛，兼性厌氧，在普通培养基上生长良好但缓慢。鼠疫菌含有内毒素，并能产生鼠毒素和一些有致病作用的抗原成分，已证实有 19 种抗原，主要为荚膜 FI 抗原和与毒力有关的 V、W 抗原。

鼠疫菌对环境抵抗力弱，对光、热、干燥及常用化学消毒剂均敏感，日光直射 4 ～ 5 小时或加热 55℃后 15 分钟或 100℃ 后 1 分钟病菌即死亡，苯酚、甲酚皂、含氯消毒剂、紫外线均可将其灭活。但病菌在潮湿、低温与有机物内存活时间较久，在痰和脓液中可存活 10 ～ 20 天，在蚤粪中可存活 1 个月，在尸体中可存活数周至数月。

（二）发病机制与病理

当人体被携带鼠疫菌的跳蚤叮咬后，鼠疫菌经皮肤进入人体，首先沿着淋巴管到达局部淋巴结，在其中繁殖后，引起出血性坏死性淋巴结炎，感染的腺体高度肿胀，充血坏死，即为腺鼠疫。鼠疫菌冲破局部的淋巴屏障，侵犯其他淋巴结，鼠疫菌及内毒素经淋巴循环系统进入血液循环，引起败血症。鼠疫菌经血液进入肺部组织，引起继发性肺鼠疫。由呼吸道排出的鼠疫菌通过飞沫传入他人体内，则引起原发性肺鼠疫。

本病基本病理改变为淋巴管、血管内皮细胞损害和急性出血坏死性炎症。腺鼠疫为淋巴结的出血性炎症和凝固性坏死。肺鼠疫肺部病变以充血、水肿、出血为主。发生鼠疫败血症时，全身各组织、器官均可有充血、水肿、出血及坏死改变，多为浆膜腔发生血性渗出物。

（三）流行病学资料

1. 传染源　主要是鼠类和其他啮齿类动物，如黄鼠、褐家鼠、旱獭（图 3-8）等。肺鼠疫患者是人间鼠疫的重要传染源，败血型鼠疫、腺肿发生破溃的腺鼠疫患者等也可作为传染源。

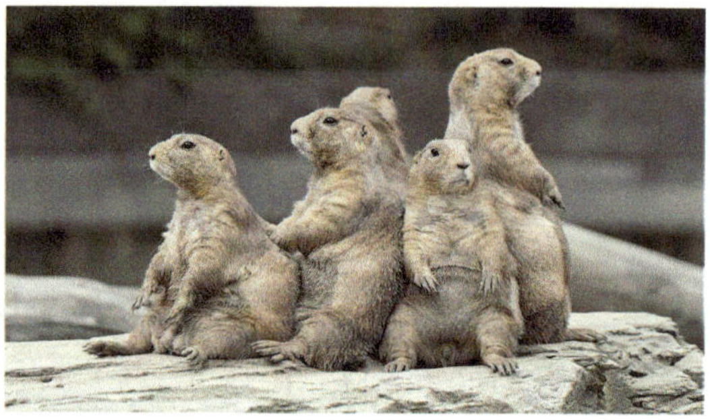

图 3-8 旱獭

2. 传播途径（图 3-9）　①经蚤叮咬传播，人类鼠疫主要以蚤为媒介，构成“啮齿动物－蚤－人”的传播方式。跳蚤叮咬是主要传播途径。②直接接触传播，人类可因直接接触患者的痰液、脓液或病兽的皮、血、肉经破损皮肤或黏膜受染。③经飞沫或气溶胶传播，肺鼠疫患者分泌物中的鼠疫菌可通过呼吸、咳嗽借飞沫或气溶胶以“人－人”的方式传播。④实验室感染，鼠疫实验室工作人员由于防护不严、操作不当和实验室事故，可通过吸入、锐器刺伤等途径感染鼠疫。

3. 人群易感性　普遍易感。病后可获得持久免疫力。预防接种可获一定免疫力，降低易感性。

本病为自然疫源性疾病，在野鼠自然疫源地（图 3-10）中长期持续存在，本病多由疫区通过交通工具向外传播，形成外源性鼠疫，人间鼠疫流行均发生于动物间鼠疫之后，多由野鼠传至家鼠，由家鼠传染于人引起。鼠疫流行常有一定的季节性，人间鼠疫多发生在 6 ～ 9 月，肺鼠疫多在 10 月以后流行，这与鼠类的活动和跳蚤的繁殖情况有关。

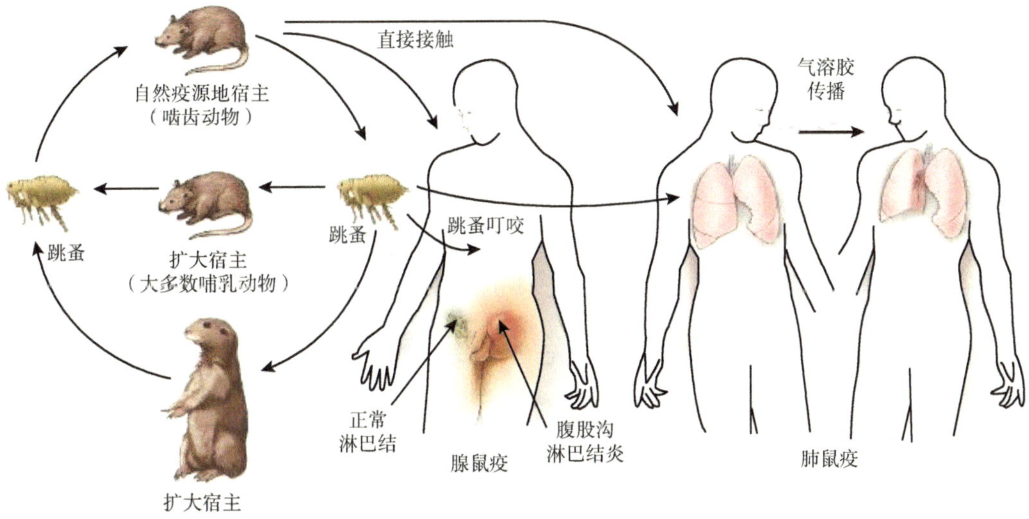

图 3-9　鼠疫的传播途径

二、护理评估

（一）健康史

询问患者发病前 10 天是否到过动物鼠疫流行区，是否接触过肺鼠疫患者或来自鼠疫疫区的疫源动物、动物制品，是否进入过鼠疫实验室或接触过鼠疫实验用品，是否曾与鼠类或啮齿类动物接触。

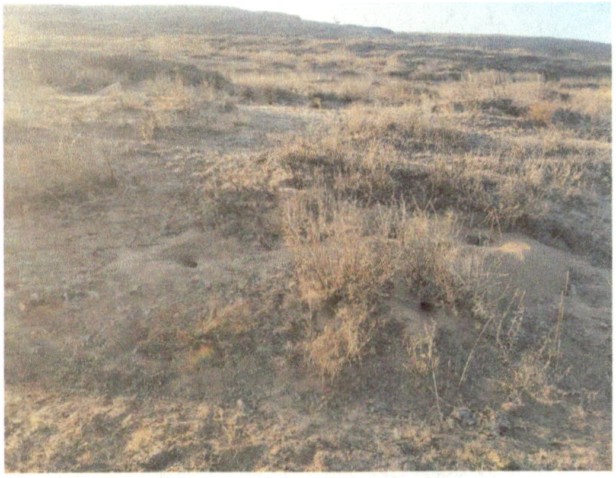

图 3-10　野鼠自然疫源地

（二）身心状况

1. 症状与体征　潜伏期：腺鼠疫为 2 ～ 8 天，原发性肺鼠疫仅 1 ～ 3 天。

鼠疫在临床上可分为腺鼠疫、肺鼠疫、败血型鼠疫及他类型鼠疫等。所有类型的鼠疫均可表现为高热，体温可突然升高至 41℃，剧烈头痛，重症患者早期即可出现血压下降、意识不清、谵妄等。

（1）腺鼠疫　最常见，受侵部位所属淋巴结肿大为其主要特点。最常累及腹股沟淋巴结，其次是腋下、颈部及颌下淋巴结。剧烈疼痛，并出现被动体位。

（2）肺鼠疫　分为原发性和继发性两种类型。

1）原发性肺鼠疫：起病急剧，24 ～ 36 小时出现剧烈胸痛、咳嗽、咳大量粉红色或鲜红色血痰、呼吸急促并呼吸困难等，肺部仅可闻及少量散在啰音，其症状与体征不相称。患者可因中毒性休克、呼吸衰竭、心力衰竭等于 2 ～ 3 天死亡。

2）继发性肺鼠疫：在腺鼠疫或败血型鼠疫症状基础上，病情突然加剧，出现原发性肺鼠疫呼吸系统表现。

（3）败血型鼠疫　最凶险，又称暴发性鼠疫，病死率高。主要表现为寒战高热或体温不升、神志不清，谵妄或昏迷，进而发生感染性休克。病情进展异常迅猛，患者常于 1 ～ 3 天死亡。因皮肤广泛出血、瘀斑、发绀、坏死，故死后尸体呈紫黑色，俗称“黑死病”。

（4）其他类型鼠疫　如肠鼠疫、皮肤鼠疫、眼鼠疫、脑膜炎型鼠疫、扁桃体鼠疫等，均少见。

2. 心理 - 社会状况　鼠疫起病急骤、进展快，病情严重，严重者威胁患者生命安全，一旦确诊，需要进行严密隔离。患者容易出现恐惧和悲观等情绪，同时患者及家属对本病认识不足，缺乏应对措施。

（三）辅助检查

1. 血常规　外周血白细胞总数升高，常达（20～30）$\times 10^9$/L，初为淋巴细胞增高，以后中性粒细胞显著增高，红细胞、血红蛋白与血小板减少。

2. 病原学检查　取痰、血、脑脊液、淋巴液等做直接涂片染色镜检，可见革兰氏阴性短粗杆菌，两端染色较浓。也可以做细菌培养。

3. 血清学检查　血清学应以恢复期血清抗体滴度升高4倍以上为诊断依据。也常用酶联免疫吸附试验（ELISA）监测患者血清中的鼠疫FI抗体或FI抗原。

三、治疗要点

早发现、早隔离和早治疗是预防和救治的关键。

1. 病原治疗　早期、联合、足量使用敏感抗菌药物是降低病死率的关键，首选链霉素治疗，用量根据病型不同、疫源地不同而异。常联合其他类型抗生素治疗，以达到更好的预后，如喹诺酮、多西环素、β-内酰胺类或磺胺类药物等。若因过敏等原因不能用链霉素者，可考虑选用庆大霉素、氯霉素、四环素、多西环素、环丙沙星等。

2. 对症支持治疗　①高热者给予冰敷、温水擦浴等物理降温措施。体温＞38.5℃或全身酸痛明显者，可使用解热镇痛药，儿童禁用水杨酸类解热镇痛药。②烦躁不安或疼痛者用镇静镇痛剂。③腺鼠疫患者肿大的淋巴结切忌挤压，以防导致败血症发生，可用5%～10%鱼石脂冷敷。如肿大的淋巴结软化不能吸收，可切开排脓和引流，但应在使用足量抗菌药物24小时以上方可进行。④保护重要脏器功能，有心力衰竭和休克者，及时强心和抗休克治疗。⑤纠正弥散性血管内凝血（DIC），给予血小板、新鲜冰冻血浆和纤维蛋白原等进行替代治疗，同时给予肝素抗凝。

四、主要护理诊断/问题

1. 体温过高　与毒素激活细胞释放致热源作用于体温中枢导致体温升高有关。
2. 组织灌注无效　与肾、外周组织与全身广泛小血管损害、血浆外渗、出血、DIC有关。
3. 有皮肤完整性受损的危险　与内毒素作用于皮肤小血管和毛细血管引起局部出血、细胞浸润有关。
4. 疼痛　与组织充血和水肿有关。
5. 恐惧　与病情发展迅速、实施严密隔离、疾病引起死亡的威胁有关。

五、护理措施

（一）一般护理

1. 隔离与消毒　确诊患者须按中国甲类传染病进行严密隔离并及时上报疫情。各型鼠疫患者应分开隔离，住单间病房，入住前做好更衣、灭蚤措施，所用物品、呼吸道分泌物及污染物品使用含氯消毒剂彻底消毒。定时空气消毒，如紫外线空气消毒或1%～2%过氧乙酸喷雾消毒，医务人员进入病房时应采用二级防护，即戴帽子、医用防护口罩、乳胶手套、护目镜或面屏，穿连体防护服、靴套，必要时穿防蚤袜及长筒胶靴。

2. 休息与饮食　绝对卧床休息，定期通风换气，保持空气流通。急性发热期应给予易消化、高蛋白、高维生素的流质或半流质饮食，并根据情况遵医嘱给予静脉营养支持或鼻饲。

（二）病情观察

1. 观察生命体征　严密监测生命体征和神志的变化。

2. 观察症状　腺鼠疫患者观察局部淋巴结病变及程度；肺鼠疫患者观察有无咯血、呼吸困难及窒息的表现；败血型鼠疫患者观察有无高热、谵妄、昏迷，气急、脉搏细速、血压下降等感染性休克的征象，还要密切监测皮肤黏膜有无瘀点、瘀斑，皮肤坏死、呕血、便血等 DIC 的表现，一旦发现，应立即报告医生及时抢救。

3. 观察有无支气管肺炎的表现　如呼吸困难、发绀、胸痛、咳嗽、咯血或血性泡沫痰等。

4. 准确记录 24 小时出入量。

（三）对症护理

1. 发热　以物理降温为主，如冷敷头部或大动脉、温水擦浴，注意观察微循环状态。按医嘱使用退热药物，及时擦汗，避免大汗导致虚脱，及时补充热量和液体。

2. 淋巴结炎　患者因局部淋巴结炎引起剧痛而使肢体不能活动，应给予软垫或毛毯等适当衬垫，以缓解疼痛。遵医嘱应用药物局部外敷，缓解疼痛，切忌挤压淋巴结。如果肿大的淋巴结化脓应切开引流，破溃者应及时清创，做好创口护理及消毒、隔离处理。

3. 皮肤的护理　指导患者选择柔软、宽松的内衣裤，勤换洗，大小便后应及时清洗，防止浸渍，保持皮肤清洁干燥。保护瘀点、瘀斑处皮肤，尽可能避免受压和摩擦，剪短患者指甲，以免抓破。皮肤如有破溃，应及时用无菌生理盐水清洗后涂以抗生素软膏，以防继发感染。

（四）用药护理

遵医嘱使用有效抗菌药物，观察药物疗效及不良反应。使用氯霉素时，应遵医嘱定期送检血常规，观察血象变化，注意有无骨髓造血抑制等不良反应。使用磺胺类药物时，应鼓励患者多饮水，每日饮水至少 2000ml，保证尿量每日在 1000ml 以上，以防结晶析出。使用链霉素时，应注意观察有无耳鸣及听力下降，若出现耳鸣，则应立即停用，并通知医生。

（五）抗休克治疗的护理

置患者于中凹卧位，高浓度吸氧，6 ～ 8L/min，注意保暖；迅速建立两条以上的静脉通路，遵医嘱予以扩容、补液、纠正酸中毒等治疗；扩容时，应根据血压、尿量随时调整输液速度；记录 24 小时出入量，注意观察患者脉率、呼吸频率，注意有无呼吸困难、咳泡沫样痰及肺底湿啰音，防止急性肺水肿的发生。

（六）心理护理

患者因严密隔离而不能与外界联系，所以在护理患者时，应积极主动关心患者，说明所采取的各种消毒、隔离措施的具体要求、目的和必要性，以取得患者的理解与配合。鼓励患者配合各种治疗，可通过电话、视频等与家人、朋友进行交流。做好家属的指导工作，向家属介绍本病的发生、发展及防治知识，以缓解焦虑、恐惧情绪，做好个人及家庭的防护。

六、健康教育

（一）预防知识教育

1. 管理传染源　灭鼠、灭蚤，加强疫情报告，严密隔离患者。患者的分泌物与排泄物应彻底消毒或焚烧。鼠疫患者遗体应用含氯消毒剂浸泡后装尸袋严密包扎后焚化。

2. 切断传播途径　加强国际检疫与交通检疫，对来自疫区的车、船、飞机进行严格检疫并灭鼠、灭蚤。对可疑旅客应隔离检疫。运送鼠疫或疑似鼠疫患者应使用专用车辆，并做好负责运送人员的个人防护和车辆消毒。

3. 保护易感人群　加强个人防护，参与治疗或进入疫区的医护人员必须采用二级防护，即戴帽子、医用防护口罩、乳胶手套、护目镜或面屏，穿连体防护服、靴套，必要时穿防蚤袜及长筒胶靴。预防性服用四环素、环丙沙星等，必要时可肌内注射链霉素，疗程均为7天。疫区及周围的人群，参加防疫工作人员及进入疫区的医务工作者可以接种鼠疫疫苗，包括鼠疫灭活疫苗、鼠疫减毒活疫苗等。非流行区人员应在鼠疫疫苗接种10天后方可进入疫区。使用鼠疫减毒活疫苗皮下注射，亦可用划痕法。通常于接种后10天产生抗体，1个月后达到高峰，免疫期为1年，需每年加强接种1次。

（二）相关知识教育

1. 大力宣传鼠疫的相关知识，告知鼠疫传染性强、病死率高，严重危害人类健康。对患者必须采取严密隔离措施，以防疫情蔓延，讲述各种消毒、隔离措施的要求及重要性。

2. 对疫区群众进行“三报”“三不”的教育。三报：报告病死鼠疫患者，报告疑似鼠疫患者，报告不明原因的高热患者和突然死亡的患者。三不：不私自捕猎旱獭等疫源动物，不食用疫源动物，不私自携带疫源动物及产品出疫区。

第5节　流行性脑脊髓膜炎患者的护理

案例 3-5

患者，男，10岁，学生。因“高热、头痛伴喷射性呕吐3天”就诊。查体：T 39.5℃，P 112次分，急性热病容，神志清，皮肤散在出血点，颈有抵抗，克尼格征（+），布鲁津斯基征（+）。实验室检查：白细胞（WBC）计数15.4×10^9/L，中性粒细胞（N）0.90，淋巴细胞（L）0.10，血小板（PLT）160×10^9/L。脑脊液培养脑膜炎奈瑟菌阳性。

问题：1. 该患者的主要护理问题有哪些？

2. 该患者的健康教育重点是什么？

一、概　　述

流行性脑脊髓膜炎（epidemic cerebrospinal meningitis）简称流脑，是由脑膜炎奈瑟菌引起的化脓性脑膜炎。临床特征为起病急，突起发热、头痛，皮肤、黏膜瘀点和脑膜刺激征。一般早期治疗效果好，若发展为暴发型流脑，则病情重、病死率高。小于1岁的婴幼儿及老年人预后差，如能早期诊断，及时予以综合治疗，病死率可显著下降。

（一）病原学

脑膜炎奈瑟菌（图3-11），又称脑膜炎球菌，属奈瑟菌属，革兰氏染色阴性，呈肾形双球菌，具有多糖荚膜，无芽孢，不活动，常呈凹面相对成对排列。该菌仅存在于人体，裂解时产生的内毒素是致病的重要因素。本菌属专性需氧菌，在普通培养基上不易生长。根据菌体表面荚膜多糖抗原可分A、B、C、D、X、Y、Z、29E、W135、H、I、K、L 13个血清群，其中A、B、C三群最常见。本菌对外界抵抗力弱，对干燥、寒冷、热及一般消毒剂均敏感，在体外能产生自溶酶而死亡。

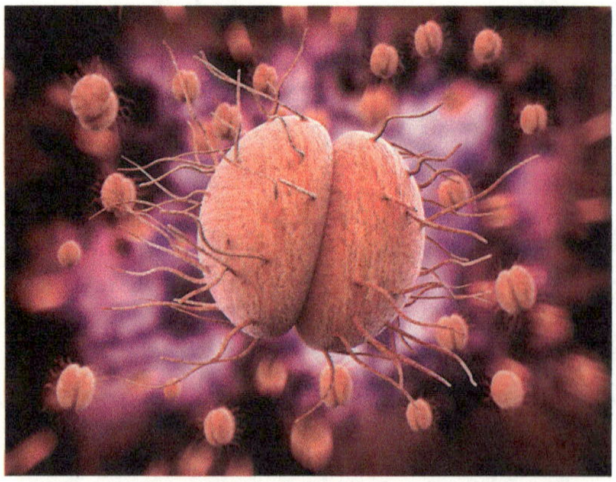

图3-11　脑膜炎奈瑟菌

（二）发病机制与病理

脑膜炎奈瑟菌自鼻咽部侵入，是否发病取决于细菌数量、毒力和机体防御功能。如机体免疫力强，入侵的细菌被消灭；若机体免疫力较弱，细菌在鼻咽部繁殖，成为带菌者；少部分感染者病原菌侵入血流引起败血症，最终通过血脑屏障侵犯脑脊髓膜，形成化脓性脑膜炎。

普通型：败血症期，细菌侵袭皮肤血管内皮细胞，迅速繁殖并释放内毒素，通过吞噬细胞释放的炎症因子作用于小血管和毛细血管，引起局部出血、坏死、细胞浸润和栓塞。脑膜炎期，脑膜和脊髓膜血管内皮细胞在炎症介质的作用下充血、水肿、出血、坏死、通透性增加，血管周围蛋白、中性粒细胞和血浆外渗，引起脑脊髓膜化脓性炎症及颅内压升高。

暴发休克型：细菌进入血液循环大量繁殖并释放内毒素，引起严重周围循环障碍，导致感染性休克和酸中毒。由于广泛的血管内皮细胞损伤及内毒素作用，血管壁通透性增加，血管活性物质释放，凝血系统被激活，引起 DIC，严重者造成多器官衰竭。

暴发脑膜脑炎型：细菌黏附于毛细血管内皮细胞上进入蛛网膜下隙并释放内毒素。内毒素可作用于各种炎症细胞，释放大量的炎症介质，引起脑血管微循环障碍，脑组织出血、坏死，颅内压显著升高，严重者可导致脑疝或呼吸衰竭。

（三）流行病学资料

1. 传染源　患者和带菌者。患者从潜伏期末开始至急性期均有传染性，一般不超过发病后 10 天，经抗菌治疗后细菌很快消失。带菌者不易被发现，因此，其作为传染源的意义更重要。在流脑流行期间，带菌者是最重要的传染源。

2. 传播途径　呼吸道传播。因本菌在外界生活力极弱，故间接传播的机会较少。但密切接触如同睡、怀抱、哺乳、接吻等，对 2 岁以下婴幼儿传播有重要意义。

3. 人群易感性　普遍易感，病后可产生持久的免疫力。新生儿自母体获得抗体，不易患本病；6 个月至 2 岁的婴幼儿抗体水平最低，故发病率最高；以后随年龄增长，在多次流行过程中经隐性感染获得免疫，因而发病率逐渐下降。

本病遍布全球，流行具有明显的地区性、季节性和周期性。大城市发病较少，中小城市和乡镇发病较多。全年均可发病，多见于冬春季节。

二、护理评估

（一）健康史

询问当地是否有流行性脑脊髓膜炎发生，或发病前 10 天内有流行地区居住或旅行史。

（二）身心状况

1. 症状与体征　潜伏期数小时至 10 天，一般为 2 ～ 3 天。根据病情和病程可分为下列各型。

（1）普通型　最常见，占全部病例的 90% 以上。

1）前驱期：可表现为上呼吸道感染症状，持续 1 ～ 2 天，因进展快，此期常被忽视。

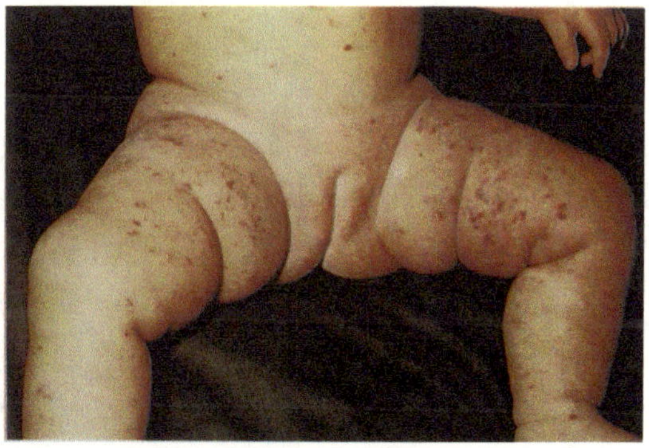

图 3-12　瘀点

2）败血症期：多数起病后迅速进入此期，表现为寒战、高热，体温 39 ～ 40℃，伴明显的全身中毒症状、头痛、全身疼痛。婴幼儿常表现为哭闹、拒食、烦躁不安和惊厥。瘀点、瘀斑是本期特征性表现。瘀点（图 3-12）初呈鲜红色，迅速增多、扩大，随后变成紫红色，迅速融合成大片皮下出血（图 3-13），中央因血栓形成而呈紫黑色坏死（图 3-14）或大疱，约 10% 的患者可见口周单纯疱疹或脾大。多于 1 ～ 2 天发展至脑膜炎期。

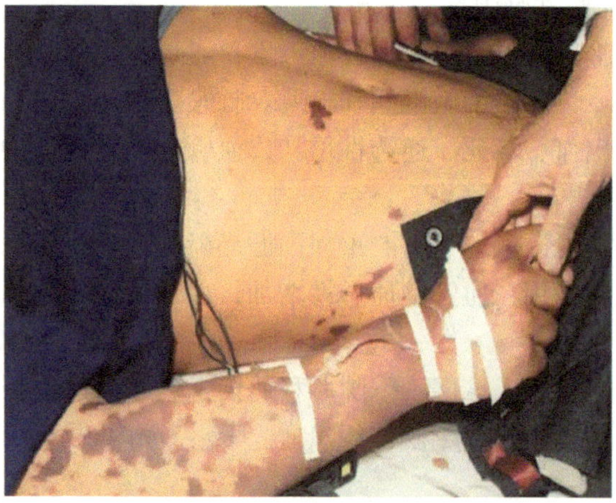

图 3-13 皮下出血

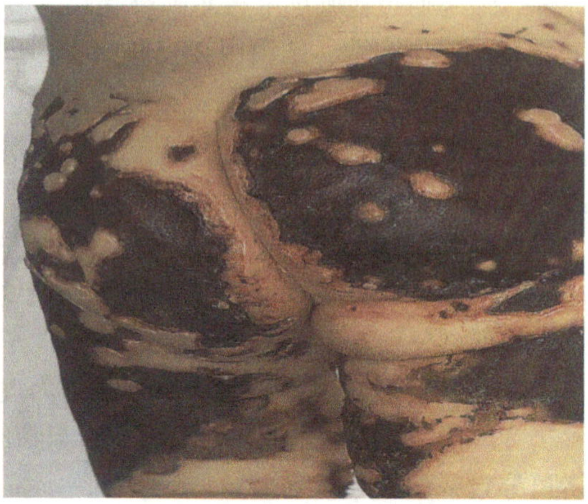

图 3-14 紫黑色坏死

3）脑膜炎期 毒血症仍持续存在，同时出现中枢神经系统症状，剧烈头痛、喷射性呕吐及颈部强直，克尼格征（图 3-15）和布鲁津斯基征（图 3-16）阳性，严重者出现昏迷和惊厥。部分婴幼儿因囟门未闭，脑膜刺激征可能缺如，表现为前囟膨隆，张力增大。多于 2 ～ 5 天进入恢复期。

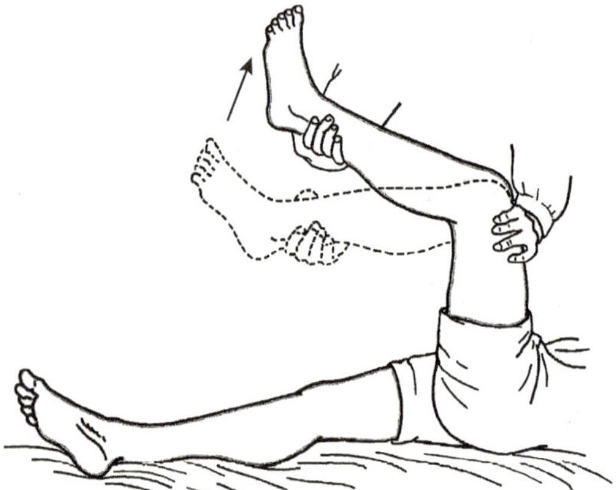

图 3-15 克尼格征

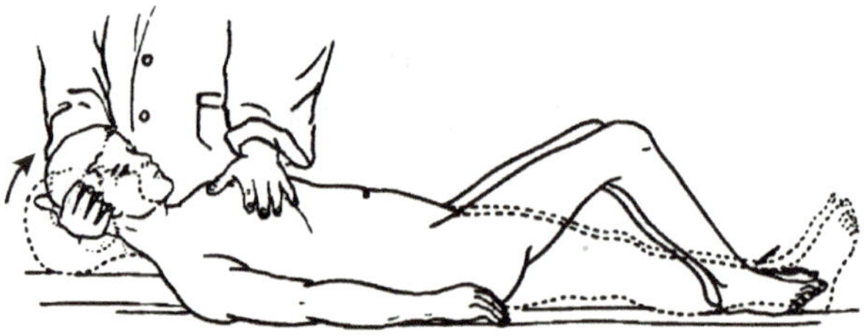

图 3-16 布鲁津斯基征

4）恢复期 经治疗后体温逐渐降至正常，瘀点、瘀斑消失。症状好转，神经系统检查逐渐恢复正常，一般在 1 ～ 3 周痊愈。

（2）暴发型 起病急骤，病势凶险，儿童多见，病死率高。分为三型。

1）暴发休克型：多见于 2 岁以下婴幼儿。除高热、全身毒血症状、瘀点瘀斑外，循环衰竭为本型突出特征，面色苍白、四肢厥冷、口周及肢端发绀、皮肤呈花斑状、尿量减少、血压下降、脉搏细速、精神萎靡或烦躁不安。

2）暴发脑膜脑炎型：多见于年长儿。除高热、全身毒血症状、瘀点瘀斑外，颅内高压为本型突出症状。患者剧烈头痛，频繁呕吐呈喷射状，反复或持续惊厥，迅速陷入昏迷，血压升高、锥体束征阳性，严重者可发生脑疝和呼吸衰竭。

3）混合型 最严重，可先后或同时有休克及脑膜脑炎的表现，病死率极高。

（3）轻型 多见于流脑流行后期，病变轻微，脑脊液变化不明显，培养可有病原菌。

（4）慢性型 此型极为少见，成人患者较多，可迁延数月。表现为间歇性发热、皮肤瘀点或皮疹、关节疼痛，少数患者有脾大。易误诊，需反复多次血培养或瘀点涂片检查。

2. 心理 - 社会状况 由于本病具有周期性暴发流行的特点，起病急骤，进展迅速，病情凶险，如不及时抢救，可危及生命，故患者及家属都有明显的紧张、惧怕心理。婴幼儿因不适应陌生环境而烦躁、情绪低落、哭闹、依赖性强。

（三）辅助检查

1. 血常规检查　白细胞计数显著增高，多在 20×10^9/L 以上，中性粒细胞升高为 80% 以上，并发 DIC 时血小板减少。

2. 脑脊液检查　典型改变为压力增高，外观呈浑浊或化脓样；白细胞数明显增高，以多形核白细胞增高为主；糖及氯化物明显减少，蛋白含量升高。暴发休克型患者脑脊液无变化。

3. 细菌学检查　是确诊的重要方法：①瘀点瘀斑组织液、脑脊液涂片可见革兰氏阴性肾形双球菌，有早期诊断价值；②脑脊液、血液、瘀点瘀斑组织液培养脑膜炎奈瑟菌阳性，注意应在使用抗菌药物前收集标本；③脑脊液、血液、瘀点瘀斑组织液中脑膜炎奈瑟菌特异性核酸检测阳性。

4. 免疫学检查　常用酶联免疫法或放射免疫法等方法测定脑脊液中脑膜炎奈瑟菌特异多糖抗原和血清特异抗体，是近年来开展的快速诊断方法，适用于已使用抗生素治疗者。

三、治疗要点

治疗原则为积极治疗病原的同时配合对症治疗。一旦高度怀疑流脑，应在 30 分钟内给予抗菌药物治疗。尽早、足量应用细菌敏感又能透过血脑屏障的抗菌药物。青霉素目前仍为高度敏感的杀菌药物，但不易透过血脑屏障，需大剂量使用才能达到有效治疗浓度。氯霉素较易通过血脑屏障，适用于对青霉素过敏的患者。头孢菌素不良反应小，用于病情较重或不能用青霉素、氯霉素的患者，可选用头孢曲松或头孢呋辛。

休克型流脑应积极抗休克治疗；脑膜脑炎型流脑应积极防治脑水肿、脑疝和呼吸衰竭；混合型流脑应针对具体病情，在抗休克和防治脑膜脑炎时两者兼顾，并有所侧重。

四、主要护理诊断 / 问题

1. 体温过高　与脑膜炎奈瑟菌感染导致败血症有关。
2. 潜在并发症：惊厥、脑疝、呼吸衰竭。
3. 有皮肤完整性受损的危险　与内毒素损伤皮肤小血管有关。
4. 营养失调：低于机体需要量　与呕吐导致丢失过多，昏迷导致营养摄入不足有关。
5. 有受伤的危险　与意识障碍、惊厥有关。

五、护理措施

（一）一般护理

1. 隔离与休息　执行呼吸道隔离措施，病室内定期空气消毒。患者应绝对卧床休息，治疗护理操作集中进行，尽量减少搬动患者，避免诱发惊厥。剧烈头痛时，注意避免强光刺激以免诱发惊厥。呕吐时，将患者头偏向一侧，防止误吸。颅内高压的患者需抬高头部。腰椎穿刺后，协助患者去枕平卧 4 ～ 6 小时。

2. 饮食护理　进食高糖、高蛋白、高维生素、易消化的流食或半流食。鼓励患者少量、多次饮水，保证每日液体入量 2000 ～ 3000ml。频繁呕吐不能进食者给予静脉补液。

（二）病情观察

严密监测生命体征、意识状态，记录 24 小时出入量。当患者出现意识障碍、烦躁不安、剧烈头痛、喷射性呕吐等征象时，提示有颅压增高的可能。当患者呼吸频率和节律出现异常、瞳孔对光反射迟钝或消失、两侧瞳孔不等大不等圆时，提示有脑疝的可能。注意全身皮肤有无瘀点、瘀斑，其部位、范围、程度、进展或好转情况。当患者皮肤瘀点瘀斑迅速增多或有鼻、消化道出血等症状时，考虑有 DIC 的可能。

（三）对症护理

1. 高热的护理　采取物理降温，可冷敷头部或大动脉、温水擦浴及冷盐水灌肠，严禁酒精擦浴。为防止儿童发生惊厥，可遵医嘱采用药物降温，高热惊厥者应用冬眠或亚冬眠疗法。

2. 皮肤的护理　①瘀点、瘀斑部位不宜进行穿刺；②水疱破溃时，可用无菌生理盐水清洗，涂以抗生素软膏保护，以防止继发感染；③瘀点、瘀斑在吸收过程中常有刺痒感，修剪或包裹患者指甲，避免抓破；④被褥保持清洁、平整，内衣裤柔软、宽松，勤换洗；⑤昏迷患者定时翻身并按摩受压部位，预防压疮，翻身时避免推、拉、拽等动作，防止擦伤皮肤。

3. 呼吸衰竭的护理　及时吸痰，保持呼吸道通畅，给予吸氧，若患者呼吸停止，应配合医生行气管切开、气管插管，施行机械通气。

4. 安全护理　昏迷患者应注意有无尿潴留，及时给予排尿，以防患者躁动引起颅压增高。烦躁不安者，应加床栏或约束四肢，防止坠床，必要时遵医嘱给予镇静药。

（四）用药护理

1. 抗菌药物　若使用青霉素治疗，应注意观察有无青霉素过敏反应。应用氯霉素治疗，应注意有无胃肠道反应、骨髓抑制现象等。

2. 脱水剂　颅内压增高者应用甘露醇等脱水药时，要求快速静脉滴入，注意观察生命体征及尿量，监测电解质平衡状况。颅内高压者行腰椎穿刺前应先脱水治疗，以免诱发脑疝。

3. 肝素　并发 DIC 者应用肝素，要注意用药剂量、用法、间隔时间，观察有无过敏反应及出血情况，使用肝素时不能与其他药物混合使用。

（五）心理护理

加强与患者和家属的沟通，并给予帮助，解释本病的基本知识、治疗及预后。指导患者进行自我心理调整，树立战胜疾病的信心。

六、健康教育

（一）预防知识教育

1. 管理传染源　患者隔离至症状消失后 3 天，隔离期一般不少于 7 天，对密切接触者医学观察 7 天。

2. 切断传播途径　流行期间加强卫生宣教，做好环境和个人卫生，注意室内通风换气，勤晒衣被和儿童玩具，外出佩戴口罩，注意尽量避免带儿童到人多的公共场所。

3. 保护易感人群　疫苗预防以 15 岁以下儿童为主要对象，新兵入伍及免疫缺陷者均应注射。国内多年来应用脑膜炎奈瑟菌 A 群流脑多糖疫苗，保护率达 90% 以上。近年由于 C 群流行，我国开始接种 A+C 群流脑多糖疫苗，有很高的保护率。A 群流脑多糖疫苗接种 2 剂次（6 月、9 月龄各接种 1 剂）；A+C 群流脑多糖疫苗接种 2 剂次（3 周岁、6 周岁各接种 1 剂）。

（二）相关知识教育

讲解流脑的临床过程及预后等，教育患者及时就诊，由于流脑可引起脑神经损害、肢体运动障碍、失语、癫痫等后遗症，应指导患者和家属坚持功能锻炼、按摩等，以提高患者的生活质量。

第 6 节　百日咳患者的护理

案例 3-6

患者，女，5 岁。因“低热、咳嗽 16 天”入院。咳嗽开始为干咳，此后咳嗽加剧，尤以晚上为甚，表现为阵发性，伴有鸡鸣样吸气吼声。查体：T 37.1℃，P 92 次 / 分，R 22 次 / 分，BP 100/60mmHg，神志清，心音规则。血常规：白细胞（WBC）计数 5.3×10^9/L，中性粒细胞（N）0.21，淋巴细胞（L）0.79。

问题：1. 考虑该患者可能的临床诊断是什么？

2. 考虑该患者现存的护理诊断有哪些？

一、概　　述

百日咳（pertussis）是由百日咳鲍特菌引起的急性呼吸道传染病。典型临床表现为阵发性痉挛性咳嗽，并出现如鸡鸣样的吸气声，外周血液中淋巴细胞增多，未经治疗可迁延 2～3 个月，故称“百日咳”。本病预后较好，并发百日咳脑病等病死率高；曾接受预防接种者病情较轻。

（一）病原学

百日咳鲍特菌（图 3-17），又称百日咳杆菌，为革兰氏阴性小杆菌，有荚膜，不能运动，需氧，无芽孢，无鞭毛，能产生许多毒性因子，抵抗力弱，以人类为唯一宿主。目前认为百日咳鲍特菌产生的丝状血凝素、黏附素及外毒素等具有诱导机体产生保护性抗体的作用。百日咳鲍特菌对理化因素抵抗力弱，一般消毒剂及紫外线均可将其灭活，加热至 56℃后 30 分钟或干燥 3 ～ 5 小时即死亡。

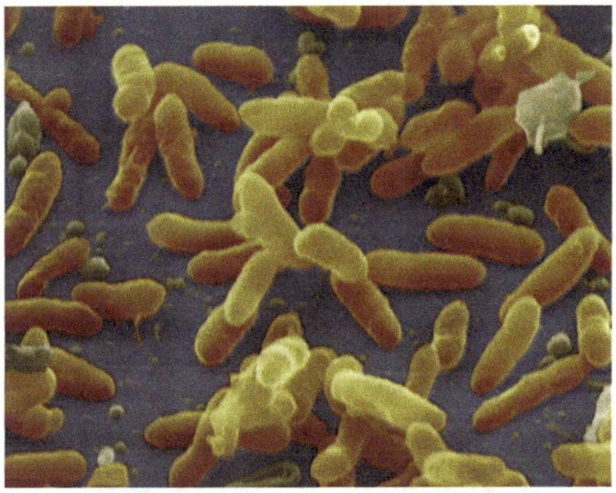

图 3-17　百日咳鲍特菌

（二）发病机制与病理

百日咳鲍特菌侵入呼吸道，产生毒素并引起上皮细胞纤毛的麻痹和细胞变性坏死。纤毛受损影响黏液的排出，支气管黏膜广泛炎症，黏液分泌增多，潴留的黏液不断刺激支气管黏膜的感觉神经末梢，兴奋咳嗽神经中枢，引起剧烈反射性、连续性、痉挛性咳嗽。连续性、痉挛性咳嗽导致吸气暂时中断，体内缺氧，出现深长吸气，吸入的大量空气急速通过痉挛状态的声门，发出一种特殊的高音调（鸡鸣样）吼声。长期咳嗽刺激使中枢神经系统形成了兴奋灶，受到刺激即可诱发百日咳样咳嗽。病理改变为呼吸道上皮细胞变性、坏死、脱落。

（三）流行病学资料

1. 传染源　患者和带菌者。患者自潜伏期开始至发病后 6 周，均有传染性。
2. 传播途径　经呼吸道传播。
3. 人群易感性　普遍易感，学龄前儿童易感性高，尤其是 6 个月以内的婴幼儿易感性最高。

世界各地均有发病，以冬春季节多见。

二、护理评估

（一）健康史

询问患者发病前有无到过或在百日咳流行区生活过；有无与百日咳患者、带菌者密切接触史。

（二）身心状况

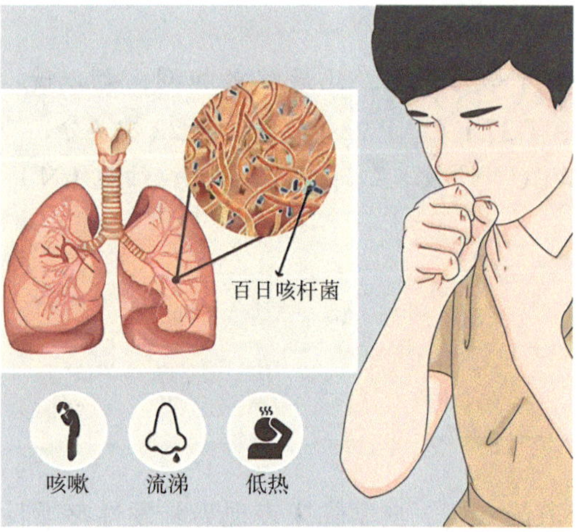

图 3-18 百日咳类似感冒症状

1. 症状与体征　潜伏期 2 ～ 21 天，平均 7 ～ 10 天。典型临床过程分为三期。

（1）痉咳前期（卡他期）　此期传染性最强。起病时有咳嗽、打喷嚏、流涕、低热，类似感冒症状（图 3-18）。3 ～ 4 天后热退，但咳嗽加剧，尤以夜间为重。一般持续 7 ～ 10 天。

（2）痉咳期　此期已不发热，咳嗽加重，有明显的阵发性、痉挛性，一般持续 2 ～ 6 周。痉咳特点为成串的、接连不断的痉挛性咳嗽后，伴一次深长吸气，由于大量空气急促通过狭窄的声门，会发出一种类似“鸡鸣”样吸气性吼声，随后反复多次，直至咳出大量黏稠痰液，同时伴有呕吐。痉咳一般以夜间为多，可自发，也可因情绪波动、进食、劳累、检查咽部等诱发。此期体温多正常，若出现明显的发热，提示可能合并其他病原感染。成人或年长儿童主要表现为干咳，无阵发性痉咳，易被误诊为支气管炎或上呼吸道感染。

（3）恢复期　阵发性痉咳次数逐渐减少至消失，一般持续 2 ～ 3 周后好转痊愈。若有并发症常迁延不愈，可长达数月。

2. 并发症　①支气管肺炎：最常见，若分泌物没有清除干净，会导致不同程度的呼吸道阻塞，甚至肺不张、肺气肿、支气管扩张。②百日咳脑病：重症可并发脑病，出现反复抽搐，意识障碍，甚至昏迷死亡。

3. 心理 - 社会状况　百日咳具有传染性，需隔离等特殊治疗，患者容易引起心理、情绪及行为上的一些变化。应及时评估患者有无抑郁、孤独、焦虑、悲观、恐惧等心理反应，患者及家属对疾病知识的了解程度、对患者的心理支持等。

（三）辅助检查

1. 血常规检查　白细胞计数增高，一般为（20 ～ 50）$\times10^9$/L，其中淋巴细胞占 60% ～ 80%，多为成熟的小淋巴细胞，甚至出现类白血病反应。淋巴细胞增多为本病特点。

2. 细菌学检查　常采用鼻咽拭子培养法，越早培养阳性率越高。痉咳前期培养阳性率可达 90%，而发病 3 ～ 4 周阳性率仅为 50%。

3. 血清学检查　酶联免疫吸附试验（ELISA）检测特异性 IgM 抗体可作为早期诊断。双份血清凝集试验或补体结合试验若抗体效价递增 4 倍可确诊。

4. 分子生物学检查　分子杂交或聚合酶链反应（PCR）检查，特异性和敏感性均很高，可作为快速诊断。

三、治疗要点

治疗原则为病原治疗的同时配合对症治疗，积极防治支气管肺炎、百日咳脑病等并发症。病原治疗首选红霉素，也可用罗红霉素。除有严重继发感染，一般不采取抗生素联合使用。继发严重感染者，可在抗生素治疗的同时加用糖皮质激素或高价免疫球蛋白。发生窒息及时吸痰，必要时进行气管插管，给予机械通气；如发生脑水肿，及时进行脱水治疗，防止脑疝。

四、主要护理诊断 / 问题

1. 清理呼吸道无效　与痰液黏稠不易咳出有关。

2. 体温过高　与继发感染有关。
3. 营养失调：低于机体需要量　与痉咳引起的呕吐或拒食有关。
4. 潜在并发症：支气管肺炎、百日咳脑病。

五、护理措施

（一）一般护理

1. 隔离与休息　执行呼吸道隔离措施，通常隔离至有效抗生素治疗 5 天后，如果没有使用抗生素治疗，需隔离至发病后 21 天。痉咳频繁、体质虚弱或有并发症者应卧床休息，避免冷风、情绪激动、烟尘等刺激，恢复期无并发症者可逐渐增加活动量。

2. 饮食护理　给予高维生素、营养丰富、清淡、易消化食物。食物温度适宜，避免因进食太烫或太急引起呕吐。

（二）病情观察

注意观察痉咳次数、发作时的表现及有无痉咳发作诱因；排痰情况；呕吐次数、量及性状；有无呼吸暂停、并发症的出现，一旦发现异常，及时报告医生并配合处理。

（三）对症护理

1. 痉咳的护理　痉咳发作时，可由下而上轻叩患者背部，促进排痰。痰液黏稠排出不畅者，可用超声波雾化吸入，湿润呼吸道，稀释痰液。痉咳频繁剧烈者按医嘱给予镇静剂，并注意观察疗效与不良反应。应特别注意痉咳后长吸气或呕吐时，分泌物及呕吐物易呛入气道发生吸入性肺炎甚至窒息，必要时立即吸痰。

2. 口腔的护理　保持口腔清洁，每天口腔护理 2 ～ 3 次，若有呕吐，应在呕吐后及时漱口。

（四）用药护理

红霉素或罗红霉素属于大环内酯类药物，可引起胃肠道反应、肝毒性、过敏、心律不齐等不良反应，患者使用过程中要密切观察是否出现不良反应。

（五）心理护理

与患者及其家属建立良好的沟通，耐心向其解释隔离与饮食的重要性，使患者及家属积极配合治疗及护理，减轻或消除紧张、焦虑情绪。

六、健康教育

（一）预防知识教育

早诊断、早隔离、早治疗患者，密切接触者隔离 21 天。流行期间应保持室内通风，不去公共场所，注意咳嗽礼仪。接种百日咳疫苗是预防百日咳的有效方法。目前我国采用百白破三联疫苗，共接种 5 剂次，其中 3 月龄、4 月龄、5 月龄、18 月龄各接种 1 剂 百白破疫苗，6 周岁接种 1 剂白破疫苗。

（二）相关知识教育

向患者及家属介绍百日咳的疾病知识，婴幼儿在痉咳时，可能会因咳嗽或痰液导致呼吸道阻塞造成窒息，且夜间会加重，需特别注意。患者出院后注意休息，保持室内空气流通，饮食营养均衡，避免疲劳、受凉等，以防呼吸道感染及百日咳复发。

第 7 节　猩红热患者的护理

案例 3-7

患儿，男，6 岁。因“高热、咽痛、皮疹 2 天”入院，入院前 2 天，患儿出现发热、咽喉疼痛，母亲发现患儿耳后有红疹。体格检查：T 39.1℃、P 115 次 / 分，全身皮肤弥漫性针尖大小的皮疹，疹间无正常皮肤，有明显瘙痒感，咽及扁桃体明显充血、有脓性渗出物，草莓舌，颈部、颌下淋巴结肿大，有压痛，余无异常。血常规：白细胞（WBC）计数 13.3×10^9/L，中性粒细胞（N）0.80。

问题：1. 考虑该患儿可能的临床诊断及依据是什么？

2. 该患儿主要的护理诊断有哪些？

一、概　述

猩红热（scarlet fever）是由乙型 A 群溶血性链球菌所引起，临床以发热、咽峡炎、全身弥漫性猩红色皮疹和疹退后皮肤脱屑为临床特征的急性传染病。多数患者预后较好，少数患者可引起心、肾、关节的变态反应性损害。

（一）病原学

乙型 A 群溶血性链球菌（图 3-19），为链球菌属菌种，革兰氏染色阳性，呈球形或卵圆形链状排列。链球菌根据溶血现象可分为甲型、乙型、丙型溶血性链球菌，对人致病的主要是 A 群链球菌，且多数呈现乙型溶血，可引起咽峡炎、猩红热等疾病。其致病力来源于细菌本身及其产生的毒素和蛋白酶类，主要包括：M 蛋白，具有黏附作用；红疹毒素，可引起发热、皮疹及抑制吞噬系统功能；溶血素，可溶解红细胞，杀伤白细胞、血小板；透明酶与链激酶，能溶解组织间的透明质酸，利于细菌扩散。

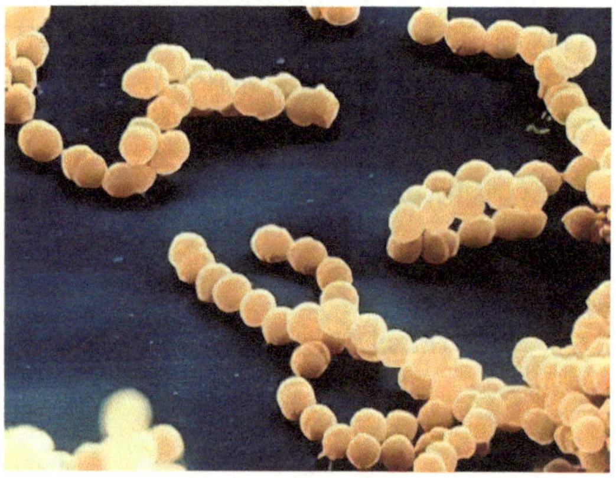

图 3-19　乙型 A 群溶血性链球菌

该菌对热及干燥的抵抗力较弱，不耐热，加热至 56℃后 30 分钟或用一般消毒剂均可将其杀灭，但在患者及带菌者的痰液及脓液中可生存数周。

（二）发病机制与病理

病原体侵入人体后，在咽部黏膜及局部淋巴组织不断增殖产生毒素和细胞外酶，使机体发生 3 种病变。

1. 化脓性病变　细菌侵入咽部后黏附于上皮细胞，使局部产生化脓性炎症反应，通过 M 蛋白保护细菌不被吞噬，在透明质酸酶、链激酶、溶血素作用下，使炎症扩散和引起组织坏死。

2. 中毒性病变　细菌产生的红疹毒素等经咽部丰富的血管进入血流，引起发热、头痛、食欲缺乏等全身中毒症状，并使皮肤充血、水肿、白细胞浸润，形成典型的猩红热样皮疹。肝、脾、淋巴结、心、肾等有不同程度的充血和脂肪变性，严重者可有坏死。

3. 变态反应性病变　仅发生于个别病例，在病程第 2 ～ 3 周时出现心、肾、滑膜组织等处的变态反应性病变。

（三）流行病学资料

1. 传染源　患者和带菌者。猩红热患者自发病前 24 小时至疾病高峰期传染性最强。乙型 A 群溶血性链球菌引起的咽峡炎患者，排菌量大且不易被隔离，是重要的传染源。

2. 传播途径　主要经呼吸道传播。另外，病菌也可由皮肤伤口或产道侵入，引起外科猩红热或产科猩红热。

3. 人群易感性　普遍易感，多见于小儿，尤以 5 ～ 15 岁居多。感染后可产生抗菌免疫力和抗毒素免疫力，两者均为机体产生的特异性抗体，但不同类型间无交叉免疫，再感染 A 群链球菌亦可不发疹，仅引起咽峡炎等。

本病一年四季都有发生，以冬春季多见。

二、护理评估

（一）健康史

询问当地是否有本病流行，有无与猩红热患者密切接触；有无与咽峡炎等链球菌感染患者接触；是否到过猩红热流行区；询问患者发病前是否有感冒受凉及皮肤受伤史等；询问起病后有无发热、咽痛、恶心、呕吐等症状，尤其注意皮疹的颜色、分布、消退情况；病后患者的精神、食欲、大小便情况等，有无并发症出现。

（二）身心状况

1. 症状与体征　潜伏期 1 ～ 7 天，一般为 2 ～ 3 天。

（1）典型猩红热　起病急骤，发热、咽峡炎、皮疹为猩红热三大特征性表现。

1）发热　体温在 39℃左右，可伴头痛、全身不适、食欲缺乏等全身中毒症状。

2）咽峡炎　表现为咽痛，吞咽时加剧，局部充血覆有脓性渗出物；软腭充血水肿，可有米粒大小的红色斑疹或出血点，即黏膜疹。可伴有颌下及颈部淋巴结肿大、有压痛。

3）皮疹　多数自起病后第 2 天开始出疹，始于耳后、颈部及上胸部，24 小时内迅速蔓延全身。典型皮疹为在全身皮肤充血发红的基础上散布针尖大小、密集而均匀的点状充血性丘疹（图 3-20），疹间无正常皮肤，压之褪色，常感瘙痒。部分患者在皮肤皱褶处，如肘窝、腋窝、腹股沟等易受摩擦的部位皮疹密而多，且可有皮下出血，形成紫红色线条样折痕，称为线状疹或帕氏线（图 3-21）。面部充血明显，与面部相比口鼻周围充血不明显，显得发白，称为口周苍白圈（图 3-22）。病程初期舌覆盖白苔、舌乳头红肿，突出于白色舌苔上，形似草莓称为草莓舌（图 3-23）。第 3 天起，白苔脱落，舌面光滑呈肉红色，可有裂纹，乳头仍突起，形似杨梅，称为杨梅舌（图 3-24）。皮疹于 48 小时达高峰，然后按出疹顺序消退，2～3 天退尽。退疹后皮肤脱屑，手掌足底皮厚处可见指套、手套状脱皮（图 3-25）。

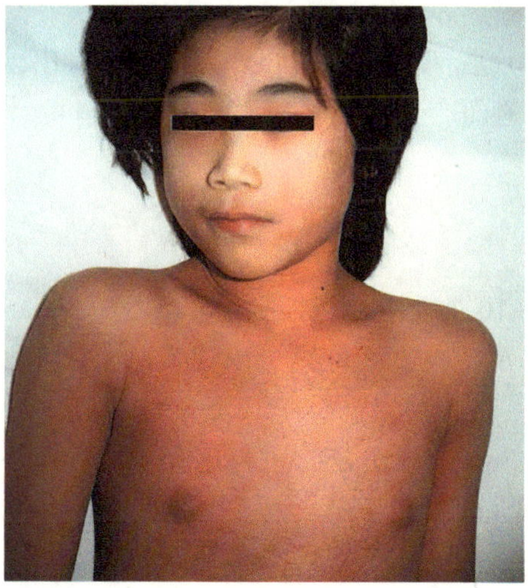

图 3-20　猩红热典型皮疹

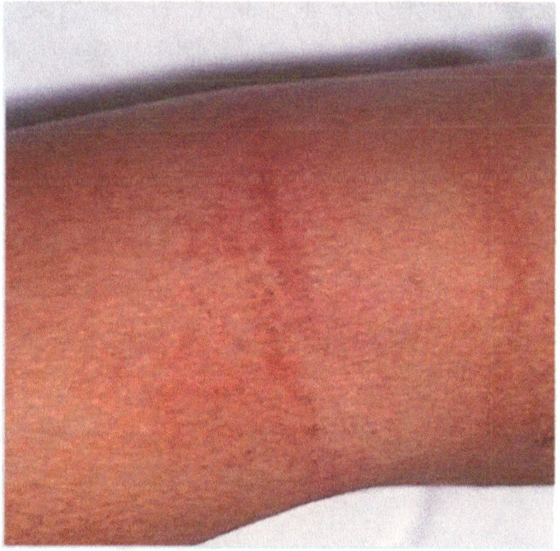

图 3-21　帕氏线

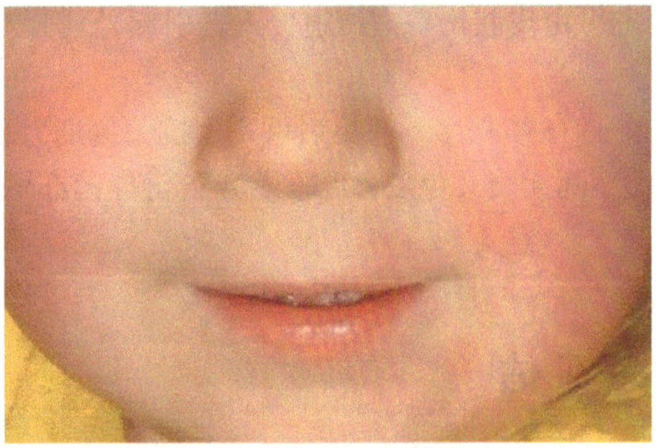

图 3-22　口周苍白圈

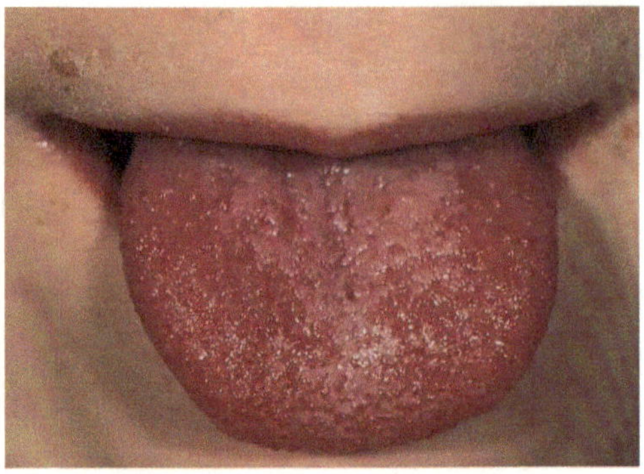

图 3-23　“草莓舌”

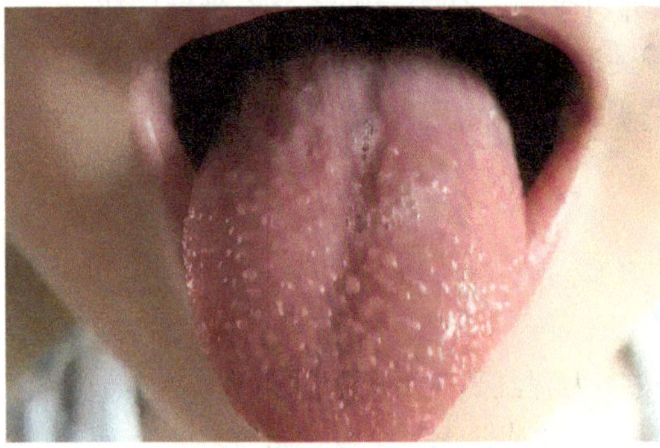

图 3-24　“杨梅舌”

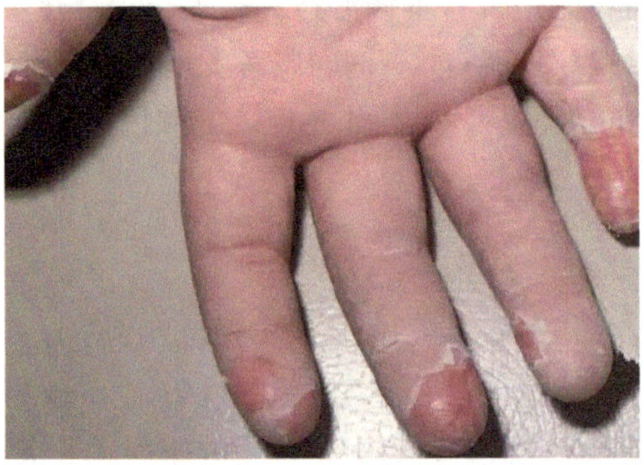

图 3-25　指套状脱皮

（2）轻型　轻至中等度发热，咽峡炎轻微，皮疹稀少且仅见于躯干部，消退快，脱屑轻或无脱屑，病程短。

（3）中毒型　咽峡炎不重但中毒症状明显，表现为高热、头痛、呕吐、出血性皮疹、神志不清等，可出现中毒性心肌炎、中毒性肝炎及中毒性休克等。

（4）脓毒型　罕见。主要表现为咽部严重的化脓性炎症、坏死及溃疡，常可波及邻近组织引起颈淋巴结炎、中耳炎和鼻旁窦炎等，还可引起败血症。

（5）外科型或产科型　细菌经伤口或产道侵入而致病。常无明显咽峡炎，全身中毒症状轻，预后较好。

2. 并发症　初期可出现如化脓性淋巴结炎、中耳炎、中毒性心肌炎、中毒性肝炎等。病程第 2 ～ 3 周，可出现变态反应性并发症，如急性肾小球肾炎、风湿热等。

3. 心理 - 社会状况　在疾病恢复期由于患病皮肤大片脱屑，患者担心外表形象，可出现恐慌、焦虑；社会人群对本病认知度较低，注意患者有无因被躲避而产生孤独感和无助感。

（三）辅助检查

1. 一般检查

（1）血常规　白细胞计数增高，可达（10 ～ 20）$\times 10^9$/L，中性粒细胞增多。

（2）尿常规　一般无明显异常，如果发生肾脏变态反应并发症，则可出现蛋白尿、红细胞、白细胞及管型。

2. 病原学检查　是本病的确诊依据。可取咽拭子或其他病灶分泌物进行培养获得乙型 A 群溶血性链球菌，也可用免疫荧光法检测咽拭子涂片进行快速诊断。

三、治疗要点

治疗原则为治疗病原的同时配合对症治疗，积极防治各种并发症。病原治疗首选青霉素，早期病原治疗可缩短病程，减少并发症。根据病情选择肌内注射或静脉给药，疗程 5 ～ 7 天。严重病例应加大用药剂量并延长疗程。对青霉素过敏者可选用红霉素、罗红霉素、阿奇霉素等。针对风湿热、肾小球肾炎等，尚应给予相应的内科治疗。

四、主要护理诊断 / 问题

1. 体温过高　与溶血性链球菌感染有关。
2. 急性疼痛　与咽峡炎及扁桃体炎症有关。
3. 皮肤完整性受损　与红疹毒素引起皮肤损害有关。
4. 潜在并发症：中毒性心肌炎、急性肾小球肾炎、风湿性关节炎等。

五、护理措施

（一）一般护理

1. 隔离与休息　执行呼吸道隔离措施，隔离至连续咽拭子培养 3 次阴性（自治疗日起不少于 7 天）；如有并发症者，应隔离至痊愈。急性期卧床休息，保持病室清洁、安静。

2. 饮食护理　进食高热量、高蛋白、高维生素、清淡易消化的流质或半流质饮食，鼓励患者多饮水，维持体液平衡。伴有咽峡炎的患者，在进食时可能伴有疼痛，可予以牛奶、豆浆、蛋花汤、鸡蛋羹等。病情好转后可改为软食，但应注意避免油腻及辛辣刺激性食物。

（二）病情观察

监测生命体征，尤其注意观察体温、心率及意识状态。观察皮疹颜色、分布，是否破溃、感染、结痂。观察咽痛的程度，咽部分泌物的情况。注意是否出现关节疼痛、心率增快等风湿病的表现；注意监测尿量，观察尿液颜色、有无水肿等肾脏损害的表现，定时检查尿常规。

（三）对症护理

1. 发热的护理　体温超过 38.5℃时应及时降温，可采用冷敷、温水擦浴或冷盐水灌肠等物理降温，或遵医嘱使用退热剂，忌用冷水或酒精擦浴。鼓励患者少量、多次饮水，保证液体摄入量。出汗后及时更换内衣，保持皮肤清洁、干燥。

2. 皮疹的护理　保持皮肤清洁，每日用温水轻擦皮肤，禁用肥皂水、酒精擦拭，勤换衣裤，衣着宜宽松、柔软。注意修剪患儿指甲，防止抓伤皮肤造成感染，皮肤瘙痒严重者，可用炉甘石洗剂。脱皮时可涂液体石蜡或凡士林油保护皮肤；有大片脱皮时可用消毒剪刀剪掉翘起部分，不能强行撕去，以免出血或发生继发感染。

3. 口咽部的护理　保持口腔清洁，可用生理盐水漱口，必要时雾化吸入，减轻患者的咽部不适感。

（四）用药护理

指导患者遵医嘱用药，向患者说明药物的名称、剂量、使用方法，应用青霉素前应询问过敏史，做皮肤试验，注意观察疗效、有无青霉素过敏反应，并备好抢救物品；使用红霉素后注意有无胃肠道反应。

（五）心理护理

经常与患者沟通，进行心理安慰，通过各种方式为其提供精神与情感支持。注意向患者及其家属介绍疾病相关知识，缓解其焦虑、恐惧、孤独等负面情绪，树立战胜疾病的信心。

六、健康教育

（一）预防知识教育

对猩红热患者做到早发现、早隔离、早治疗。居室注意通风换气，每日至少3次，每次1小时左右。患者打喷嚏、咳嗽时要遮掩口鼻，对痰液、脓液或被痰液、脓液污染的物品以及接触伤口的用物进行消毒。目前尚无猩红热疫苗，疾病流行期间应避免到人群密集的公共场所，接触患者应戴口罩，勤洗手，不交叉使用生活用品、玩具等。对集体生活密切接触的儿童，应进行医学观察7日，并酌情采用药物预防，如青霉素等。儿童机构内有本病流行时，对有咽峡炎的患儿，亦按猩红热隔离治疗。

（二）相关知识教育

帮助患者和家属正确认识疾病，指导患儿家长做好隔离、饮食、皮肤护理等，忌食辛辣、坚硬、油炸等刺激性食物，恢复期加强营养。指导患者按医嘱用药，并教会患儿家长观察疗效、不良反应及有无并发症出现，如有并发症表现应及时就医。

第8节　布鲁氏菌病患者的护理

案例 3-8

患者，男，45岁。因“间断发热1个月，加重伴头痛2周”入院。患者1个月前出现间断发热，体温39～40℃，多汗伴关节疼痛。入院前2周出现以眼眶及枕部为主的头痛，呈持续性胀痛。查体：T 39.8℃，P 88次/分，R 20次/分，BP 135/80mmHg。神志清楚，耳后、腋下、腹股沟浅表淋巴结如黄豆大小，无压痛，可移动。肝脾肋下1cm，无触痛。四肢关节活动受限，有压痛，无红肿。腱反射活跃，巴宾斯基征阳性。血常规：白细胞（WBC）3.6×10^9/L，中性粒细胞（N）0.32，淋巴细胞（L）0.60。血沉：28mm/h。布氏杆菌平板凝集试验阳性。

问题：1. 考虑该患者可能的临床诊断是什么？

2. 考虑该患者现存的护理诊断有哪些？

一、概　述

布鲁氏菌病（brucellosis）是由布鲁氏菌引起的人兽共患性全身传染病。临床特点为长期发热、多汗、关节痛及肝脾肿大等。本病一般预后良好，经正规、足疗程的治疗可完全康复，未经抗生素治疗的患者1～3个月可自行缓解，但易复发。

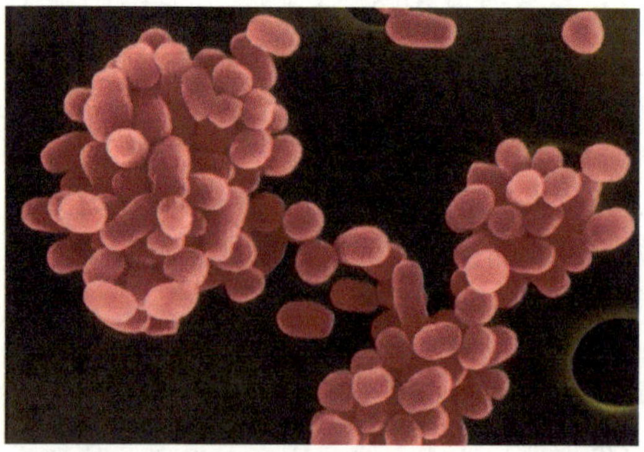

图3-26　布鲁氏菌

（一）病原学

布鲁氏菌（图3-26）是一组微小的球状、球杆状、短杆状细菌。不活动，无鞭毛、无芽孢，光滑型菌株有荚膜，革兰氏染色阴性，专性需氧，在严格厌氧环境中不生长。可分为6个生物种、19个生物型。临床上以羊、牛、猪、犬4个种对人类致病，其中以羊种致病力最强，对人畜危害最大。细菌死亡或裂解时释放的内毒素即脂多糖，是重要的致病物质。

布鲁氏菌在自然环境中生存能力强，在病畜排泄物及内脏中能生存4个月左右，在食品中可生存约2个月。

耐低温，但对高温、紫外线和常用的消毒剂敏感，加热 60℃或日光照射 10 ～ 20 分钟即可将其杀灭，3% 漂白粉液数分钟也可将其杀死。

（二）发病机制与病理

布鲁氏菌可通过皮肤或黏膜接触侵入人体后被吞噬细胞吞噬，随淋巴液进入局部淋巴结。若人体免疫功能强，细菌数量少、毒力低，细菌被杀灭，不出现临床症状而成为隐性感染；若当免疫力低下时，细菌在局部繁殖后侵入血流，释放内毒素引起毒血症状。细菌随血流到达全身实质脏器，主要在肝、脾、淋巴结等处繁殖，形成多发病灶。代谢产物、毒素及细菌，不断进入血流，如此反复成为慢性感染，使发热呈波状型，并可累及神经系统、运动系统、泌尿生殖系统等出现相应症状。

本病病理变化广泛，可侵犯全身多个器官和组织，特点为组织细胞渗出、变性、坏死、增生，形成肉芽肿。

（三）流行病学资料

1. 传染源　患病的羊、牛、猪及犬是本病的主要传染源，病畜的分泌物、排泄物、流产物及乳类含有大量病菌。目前已知有 60 多种家畜家禽及野生动物是布鲁氏菌的宿主。

2. 传播途径　可经多种途径传播（图 3-27）。

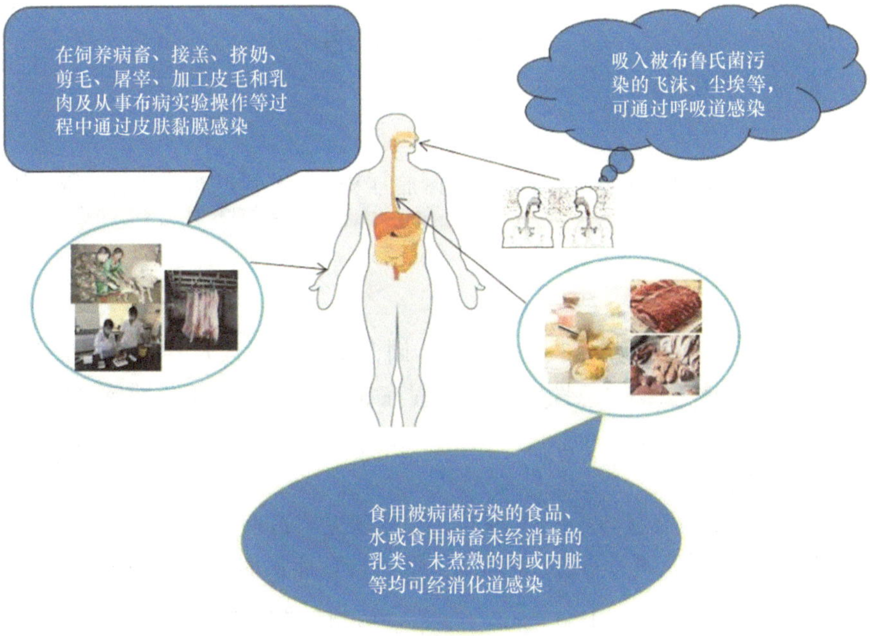

图 3-27　布鲁氏菌病的传播途径

（1）皮肤黏膜　直接接触病畜的排泄物、分泌物，或在屠宰、加工皮毛等过程中未加防护，经皮肤伤口或眼结膜而感染。

（2）消化道　进食被布鲁氏菌污染的水、食物或病畜的生奶、未全熟的肉或内脏而感染。

（3）呼吸道　病原菌污染环境，形成气溶胶经吸入感染。

（4）其他　经苍蝇携带、蜱叮咬、垂直传播、性接触等方式传播。

3. 人群易感性　普遍易感，发病以青壮年居多，男多于女。病后可产生一定的免疫力，不同种布鲁氏菌间有交叉免疫。2% ～ 7% 的患者可再次发病。

世界各地均有发病，兽医、畜牧者、屠宰工人、皮毛加工人员等为本病高危人群（图 3-28）。常年发病，以家畜繁殖季节多见。

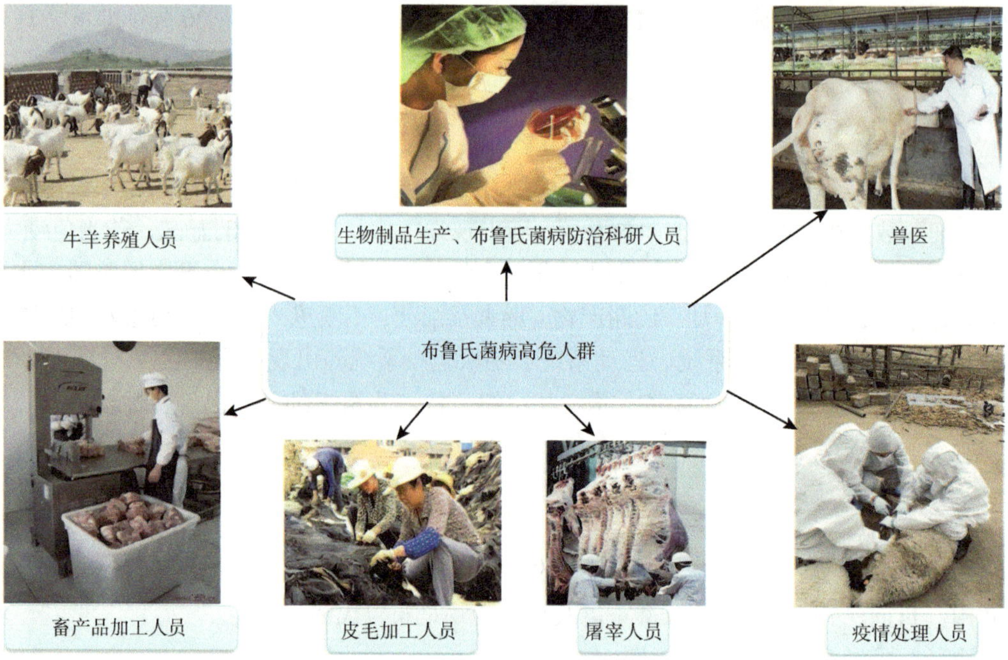

图 3-28　高危人群

二、护理评估

（一）健康史

询问患者有无牛、羊等动物接触史，是否有农牧区旅居史，有无到过布鲁氏菌病流行区，有无吃生肉、喝生奶等不良卫生习惯。

（二）身心状况

1. 症状与体征　潜伏期一般为 1 ～ 3 周，平均 2 周，也可长至数月甚至 1 年以上。临床上可分为急性感染、亚急性感染和慢性感染，急性感染指病程在 3 个月以内，亚急性感染指病程在 3 个月至 1 年之间，慢性感染指病程超过 1 年。

（1）急性和亚急性感染

1）发热：典型病例表现为波状热（图 3-29），已不多见。目前以不规则热型（图 3-30）多见，发热前多有畏寒、寒战，高热时可无明显不适，但体温下降时自觉症状加重，这种现象为布鲁氏菌病所特有。

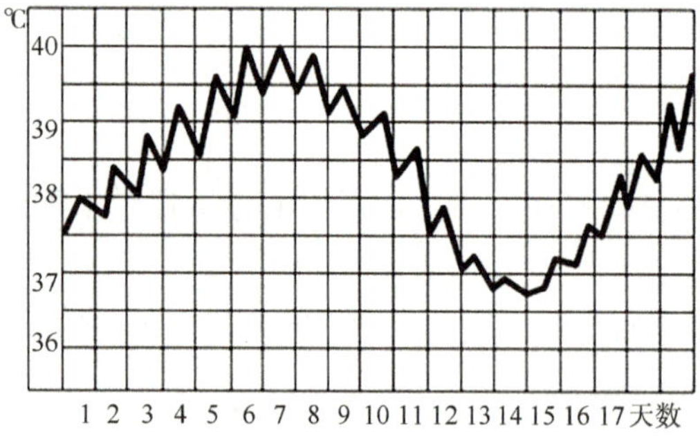

图 3-29　波状热

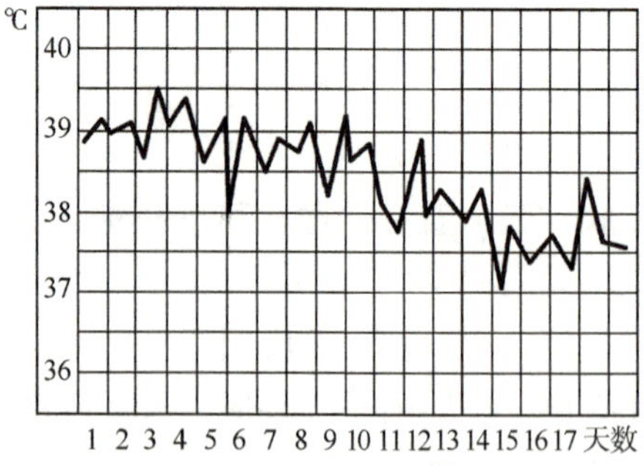

图 3-30　不规则热

2）多汗：为本病的突出症状之一，夜间或凌晨热退时大汗淋漓，不发热时亦有多汗，大汗后软弱无力，易发生虚脱。

3）肌肉和关节疼痛（图 3-31）：全身肌肉和多发性、游走性大关节疼痛。一些病例还可有脊柱（腰椎为主）骨关节受累，表现为疼痛、畸形和功能障碍等。

4）肝脾及淋巴结肿大：多数患者可见，淋巴结肿大常见于腋下或腹股沟处，肿大的淋巴结一般无明显疼痛，可自行消散。

5）神经系统症状：患者常出现神经痛，以坐骨神经和腰骶神经疼痛多见，少数患者还可发生脑膜炎、脊髓炎。

6）其他：男性患者可伴有睾丸炎，女性患者可见卵巢炎等。

（2）慢性感染　多由急性或亚急性感染发展而来，也可无急性病史。症状多不明显，主要表现为长期低热或无热、乏力、多汗、头痛，有固定或反复发作的关节和肌肉疼痛，常伴有失眠、注意力不集中等精神症状。

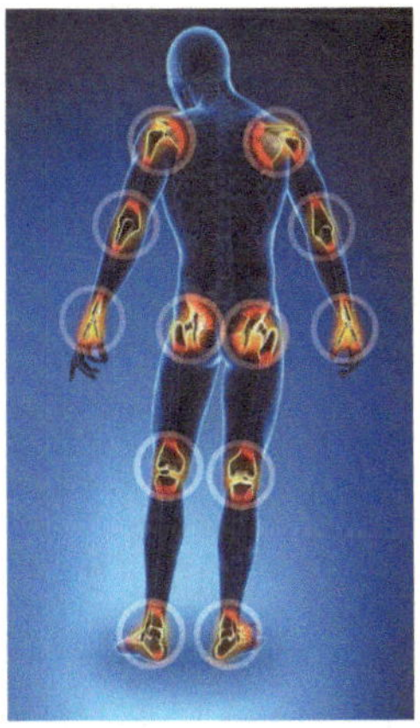

图 3-31　关节疼痛

2. 心理 - 社会状况　布鲁氏菌病具有传染性，患者及家属对疾病认识不足，容易引起心理、情绪及行为上的一些变化。应及时评估患者有无抑郁、孤独、焦虑、悲观、恐惧等心理反应，对治疗的认识及适应情况；家属对疾病知识的了解程度、对患者的心理支持等。

（三）辅助检查

1. 血常规　白细胞计数正常或轻度减少，淋巴细胞或单核细胞相对或绝对增多。

2. 病原学检查　从患者血液、骨髓、其他体液及排泄物等任一种病理材料培养物中分离到布鲁氏菌。

3. 血清学检查

（1）平板凝集试验：结果为阳性用于初筛。

（2）试管凝集试验（SAT）：滴度为 1∶100 ++ 及以上，或者患者病程持续 1 年以上且仍有临床症状，滴度为 1∶50 ++ 及以上。

（3）补体结合试验（CFT）：滴度为 1∶10 ++ 及以上。

（4）抗人免疫球蛋白试验（Coomb 试验）滴度为 1∶400 ++ 及以上。

三、治疗要点

治疗原则为抗菌治疗，采用早期、彻底、多疗程、联合用药，以减少复发，防止耐药菌株的产生，提高疗效。世界卫生组织（WHO）推荐联合应用利福平和多西环素作为首选方案，有神经系统受累者应选用四环素加链霉素。

高热患者用物理降温；剧烈头痛、关节痛者用镇痛药；有明显中毒症状和睾丸炎者可短期内应用糖皮质激素。

四、主要护理诊断 / 问题

1. 体温过高　与布鲁氏菌引起毒血症有关。

2. 疼痛　与布鲁氏菌病变累及骨关节、肌肉和神经有关。

3. 躯体移动障碍　与慢性期骨、关节、肌肉受损有关。

4. 有体液不足的危险　与出汗过多有关。

五、护理措施

（一）一般护理

1. 隔离与休息　因布鲁氏菌病患者不是传染源，所以患者不需隔离，急性期疼痛明显时应卧床休息，注意保暖，协助患者保持关节的功能位。间歇期可进行日常活动，但不宜过多。

2. 饮食护理　给予高热量、高蛋白、富含维生素、易消化的食物，成人每天摄入 3000ml 左右的水量，保证足够的水分。

（二）病情观察

严密监测患者的生命体征，每 2 ～ 4 小时测体温 1 次，观察体温的升降特点，判断热型变化。观察有无肝、脾、淋巴结肿大，了解关节、肌肉疼痛的程度、部位及伴随症状。

（三）对症护理

1. 高热的护理　给予冰帽、冰袋冷敷头部，温水擦浴等物理降温。避免选用大剂量退热药，鼓励患者少量、多次饮水，保证液体摄入量。出汗后及时更换内衣，保持皮肤清洁。

2. 疼痛的护理　每天用 5% ～ 10% 硫酸镁热敷疼痛部位 2 ～ 3 次，也可用短波透热疗法、水浴疗法、针刺疗法等减轻疼痛。神经痛明显者，遵医嘱使用消炎止痛药或采用 0.25% ～ 0.50% 普鲁卡因 20 ～ 40ml 局部封闭。对睾丸胀痛不适者，可用“十”字吊带托法。慢性患者，可采用深呼吸、听音乐、肌肉放松等方法，以缓解疼痛。

（四）用药护理

观察抗菌药物疗效及不良反应。利福平为半合成广谱抗菌药，可引起肝损害，分泌物、排泄物变成橘黄色，严重肝肾功能不全、胆管堵塞患者及妊娠 3 个月以内的妇女禁用，小于 5 岁的儿童慎用。多西环素可致骨发育不良、胃肠道反应、肝损害、过敏反应等。四环素可引起恶心、呕吐、腹部不适、腹痛等，应指导患者饭后服用；链霉素可致唇周或指端麻木感及耳鸣、听力减退、平衡失调等。

（五）心理护理

与患者建立良好的沟通，耐心向患者解释治疗和限制活动与饮食的重要性，使患者积极配合治疗及护理，减轻或消除紧张、焦虑情绪，帮助患者树立战胜疾病的信心。

六、健康教育

（一）预防知识教育

对牧场、乳厂和屠宰场的牲畜定期进行卫生检查，发现病畜及时隔离治疗，必要时宰杀。加强畜牧产品的卫生监督，禁食病畜肉及乳品；病畜的流产物及死畜必须深埋；皮毛消毒后需放置 3 个月以上方可运出疫区；病畜用过的牧场需经 3 个月自然净化后才能重新使用。对有可能感染的人员或牲畜进行预防接种，以减毒活菌苗做皮下注射或气溶胶吸入，保护期 1 年。

（二）相关知识教育

教育患者要养成良好的卫生与饮食习惯，勤洗手，不饮生水，不吃未熟食物等，避免过于密切接触牲畜。帮助患者和家属认识此病，说明急性期彻底治疗的重要性，以免复发和慢性化。

第 9 节　肺结核患者的护理

案例 3-9

患者，女，36 岁。因“咳嗽、咳痰半年余，痰中带血 2 周”入院。主诉咳嗽多为干咳、痰量不多，发病以来夜间盗汗、食欲减退、消瘦明显。查体：T 37.6℃，P 90 次 / 分，R 23 次 / 分。左肩胛间区闻及湿啰音。胸部 X 线检查示左上肺片斑片状阴影，边缘模糊。痰涂片可见抗酸杆菌阳性。

问题：1. 该患者最有可能的临床诊断是什么？

2. 如患者突然出现大量咯血，护士应如何抢救配合？

一、概　述

肺结核（pulmonary tuberculosis）是由结核分枝杆菌引起的肺部慢性感染性疾病。病理特点是结核结节和干酪样坏死，易形成空洞。临床上多呈慢性过程，少数可急起发病。常有低热、乏力等全身症状和咳嗽、咯血等呼吸系统表现。按病变部位分为原发性肺结核、血行播散性肺结核、继发性肺结核、气管 / 支气管结核、结核性胸膜炎 5 种类型。

（一）病原学

结核分枝杆菌简称结核杆菌（图 3-32），属于分枝杆菌属，为细长直或稍弯曲、两端圆钝的杆菌，长 1 ～ 4μm，宽 0.3 ～ 0.6μm，耐酸染色呈红色，故又称抗酸杆菌。该菌含类脂质、蛋白质、多糖类。类脂质占 50% ～ 60%，与结核病的组织坏死、干酪液化、空洞发生及结核变态反应有关；菌体蛋白质诱发皮肤变态反应；多糖类与血清反应等免疫应答有关。

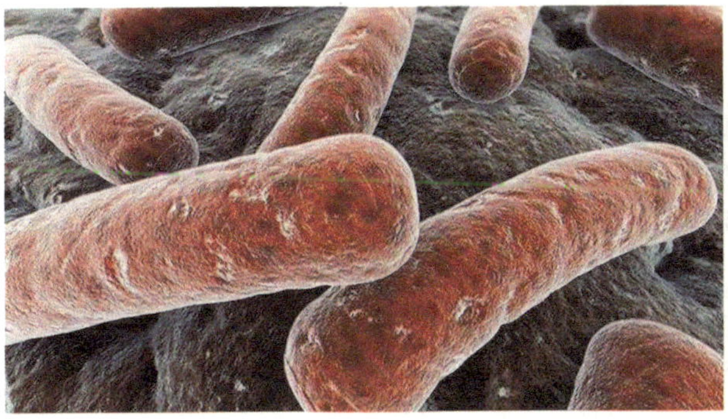

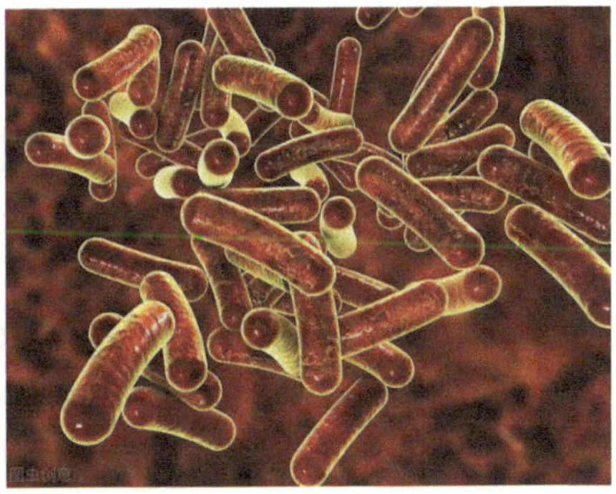

图 3-32　结核杆菌

结核杆菌对酸、碱、冷、干燥等抵抗力强；但对湿热、光照、酒精和紫外线敏感，加热至 62 ～ 63℃后 30 分钟死亡，阳光下暴晒 2 ～ 7 小时、75% 乙醇作用 5 ～ 30 分钟均可将其杀死；5% 石炭酸在无痰时 30 分钟可杀死结核杆菌，有痰时需要 24 小时；焚烧是处理肺结核患者痰液最简便、最有效的方法。

（二）发病机制与病理

结核杆菌初次进入人体后，机体免疫力强时可防止发病，若细菌未被吞噬细胞完全清除，可在肺泡巨噬细胞内外生长繁殖，这部分肺组织即出现炎性病变，称为原发病灶。由于机体缺乏特异性免疫及变态反应，原发病灶中的结核菌被吞噬细胞沿淋巴管携至肺门淋巴结，引起肺门淋巴结肿大。原发病灶继续扩大，细菌可直接或经血液播散至邻近组织器官，引起相应部位的结核感染。随着机体对结核杆菌的特异性免疫力加强，原发病灶炎症迅速吸收或留下少量钙化灶，肿大淋巴结逐渐缩小，播散到全身各器官的结核杆菌大部分被消灭，仍有少量结核杆菌没有被消灭，长期处于休眠状态，成为继发性结核的潜在病灶，当人体免疫功能降低时，潜在病灶中的细菌可重新生长、繁殖，发生继发性结核病。

结核病的基本病理变化是炎性渗出、增生和干酪样坏死三种，病理过程特点是破坏与修复常同时进行，故上述三种病理变化多同时存在，也可以某一种病变为主，可互相转化。

（三）流行病学资料

1. 传染源　排菌的开放性肺结核患者是主要传染源。传染性的大小取决于痰内结核杆菌数量的多少。

2. 传播途径　飞沫传播是主要传播途径，患者在咳嗽、咳痰、打喷嚏或高声说笑时，可产生大量的含有结核菌的微滴，健康人吸入可致感染。经消化道和皮肤接触传播均罕见。

3. 人群易感性　普遍易感。高危人群包括生活贫困、居住拥挤、营养不良者，婴幼儿、老年人、HIV 感染者、糖皮质激素和免疫抑制剂使用者、糖尿病和肺尘埃沉着病（尘肺）等慢性疾病患者。

全球 1/3 的人（约 20 亿）曾受到结核分枝杆菌的感染。据 WHO 报告，2020 年全球新发结核病约 987 万例，发病率为 127/10 万，发病数和发病率呈现持续下降趋势。其中，我国新发结核病病例数为 84.2 万例，总体发病率呈下降趋势。

二、护理评估

（一）健康史

询问既往有无结核病病史，有无与肺结核患者接触史，有无使用免疫抑制剂或糖皮质激素药物史，有无糖尿病等慢性疾病病史。

（二）身心状况

1. 症状　咳嗽、咳痰≥ 2 周，或痰中带血或咯血为肺结核可疑症状。肺结核多数起病缓慢，部分患者可无明显症状，仅在胸部影像学检查时发现。随着病变进展，可出现咳嗽、咳痰、痰中带血或咯血等，部分患者可有反复发作的上呼吸道感染症状。肺结核还可出现全身症状，如盗汗、疲乏、间断或持续午后低热、食欲不振、体重减轻等，女性患者可伴有月经失调或闭经。少数患者起病急骤，有中、高度发热，部分伴有不同程度的呼吸困难。

病变发生在胸膜者可有刺激性咳嗽、胸痛和呼吸困难等症状。病变发生在气管、支气管者多有刺激性咳嗽，持续时间较长，支气管淋巴瘘形成并破入支气管内或支气管狭窄者，可出现喘鸣或呼吸困难。少数患者可伴有结核性超敏感症候群，包括结节性红斑、疱疹性结膜炎 / 角膜炎等。

2. 体征　早期肺部体征不明显，当病变累及范围较大时，局部叩诊呈浊音，听诊可闻及管状呼吸音，合并感染或合并支气管扩张时，可闻及湿性啰音；病变累及气管、支气管，引起局部狭窄时，听诊可闻及固定、局限性的哮鸣音；病变累及胸膜时，可闻及胸膜摩擦音，胸膜粘连，气管向患侧移位，患侧胸廓塌陷；原发性肺结核可伴有浅表淋巴结肿大，血行播散性肺结核可伴肝脾肿大、眼底脉络膜结节，儿童患者可伴皮肤粟粒疹。

3. 并发症　可并发自发性气胸、脓气胸、支气管扩张症、慢性肺源性心脏病。结核杆菌可随血行播散并发淋巴结、脑膜、骨及泌尿生殖器官等肺外结核。

4. 心理 - 社会状况　肺结核病程长，且有传染性，患者常因担心传染给家人，或害怕久治不愈、久病产生经济负担等因素，容易产生紧张、焦虑、悲观、消极等不良情绪。

（三）辅助检查

1. 细菌学检查　是确诊肺结核病的主要方法，可进行痰涂片找抗酸杆菌检查或痰结核分枝杆菌培养。为提高检出率，应收集患者深部痰液并连续多次送检。

2. 分子生物学检查　使用聚合酶链反应（PCR）检测结核分枝杆菌核酸，比涂片、培养检查敏感。

3. 病理学检查　对不排菌的肺结核以及与外界不相通的脏器结核病，可通过吸取病变部位的少量体液及细胞标本进行病理学诊断。

4. 免疫学检查

（1）结核菌素皮肤试验（图 3-33）　目前 WHO 推荐使用的结核菌素为纯化蛋白衍化物（PPD）。在左前臂掌侧前 1/3 中央皮内注射 5IU PPD，以局部出现 7 ～ 8mm 大小的圆形橘皮样皮丘为宜。PPD 注射后 72 小时，观察皮肤硬结（图 3-34）直径大小。PPD 结果判断见表 3-1。

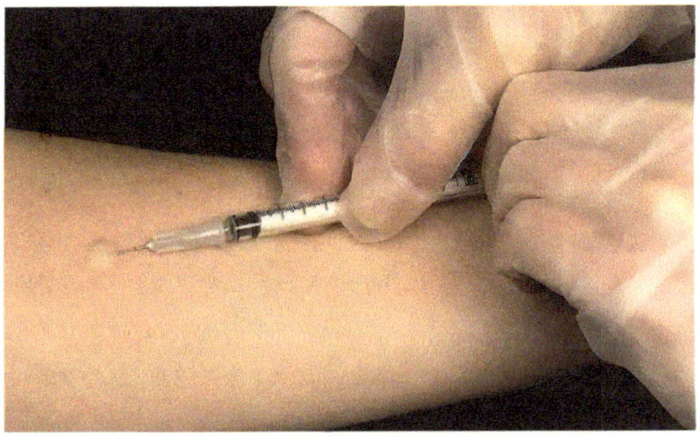

图 3-33　结核菌素皮肤试验

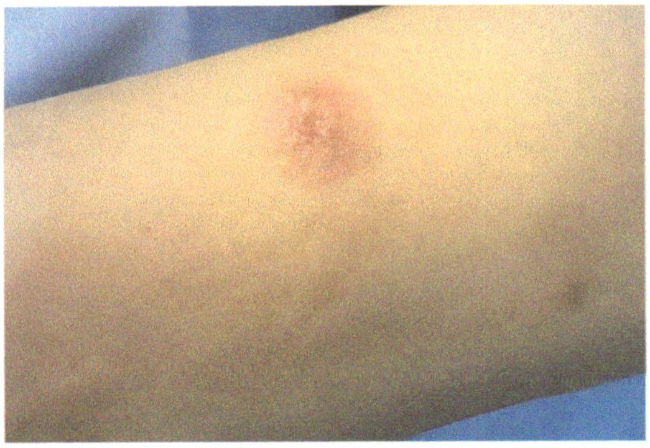

图 3-34　皮肤硬结

表 3-1　PPD 结果判断

局部硬结平均直径（mm）	结果判断
硬结平均直径＜ 5mm 或无反应者	阴性
硬结平均直径≥ 5mm，＜ 10mm	一般阳性
硬结平均直径≥ 10mm，＜ 15mm	中度阳性
硬结平均直径≥ 15mm 或局部出现双圈、水疱、坏死及淋巴管炎	强阳性

链接

判读结核感染标准如下：①一般情况下，在没有卡介苗接种和非结核分枝杆菌干扰时，PPD 反应硬结≥ 5mm 应视为已受结核菌感染；②在卡介苗接种地区和（或）非结核分枝杆菌感染流行地区，以 PPD 反应≥ 10mm 为结核感染标准；③在卡介苗接种地区和（或）非结核分枝杆菌流行地区，对 HIV 阳性、接受免疫抑制剂＞ 1 个月，PPD 反应≥ 5mm 为结核感染；④与涂片阳性肺结核者有密切接触的 5 岁以下儿童，PPD 反应≥ 5mm 为结核感染；⑤ PPD 反应≥ 15mm 及以上或存在水疱、坏死、淋巴管炎等为结核感染强反应。

（2）γ 干扰素释放试验　比结核菌素试验有更高的敏感性与特异性，且不受卡介苗接种及机体免疫状态的影响。

（3）结核分枝杆菌抗体阳性。

5. 支气管镜检查　可直接观察气管和支气管病变，也可以抽吸分泌物、刷检及活检。

6. 胸部影像学检查　为诊断肺结核的常规首选方法，有助于对病变部位、范围、性质、演变情况和治疗效果作出判断。病变多位于肺上叶尖后段、下叶背段和后基底段，呈多态性。有渗出的片状或斑片状浸润影，有增殖的结节影、条索影和钙化影，密度不均匀，边缘较清楚，病灶变化慢，易形成空洞和播散灶。

三、治疗要点

肺结核的治疗包括化学治疗、对症治疗及手术治疗等，其中化学治疗是核心。

（一）化学治疗

化学治疗原则为早期、规律、全程、适量、联合。常用的抗结核病药物有异烟肼、利福平、吡嗪酰胺、乙胺丁醇、链霉素等（表 3-2）。整个治疗方案分强化期和巩固期两个阶段。初治患者方案分为 2 个月强化期，4 ～ 6 个月巩固期，强化期通常联用 4 种抗结核药（异烟肼、利福平、吡嗪酰胺、乙胺丁醇），巩固期可联用异烟肼和利福平。复治患者推荐强化期 5 药和巩固期 3 药的原则。

表 3-2 常用抗结核药物的剂量、不良反应和注意事项

药名（缩写）	成人剂量	主要不良反应	注意事项
异烟肼（H，INH）	300mg/d	偶发药物性肝炎、周围神经炎等	避免与抗酸药同服；注意胃肠道反应、肢体远端感觉及精神状态
利福平（R，RFP）	8～10mg/（kg·d）；体重≤50kg者450mg/d，>50kg者600mg/d	肝功能损害，过敏反应	空腹服用：服药后体液及分泌物会呈橘黄色；可加速口服避孕药、降糖药，茶碱类、抗凝血药等的排泄，使药效降低或失败
吡嗪酰胺（Z，PZA）	20～30mg/（kg·d）	高尿酸血症、肝损害、皮疹、食欲缺乏、关节痛、恶心	监测肝功能及血尿酸浓度，注意关节痛、皮疹等反应
乙胺丁醇（E，EMB）	750mg/d	球后视神经炎	用于儿童时需密切观察视力变化
链霉素（S，SM）	750～1000mg/d	耳毒性、前庭功能损害和肾毒性	注射前需进行皮试，阴性者方可使用

（二）对症治疗

一般症状在合理化疗下很快减轻或消失，不需特殊处理。大咯血是肺结核患者最危险的症状，可给予相应的止血药物如垂体后叶素等，必要时可行纤维支气管镜止血，或行支气管动脉栓塞。

（三）手术治疗

经合理治疗无效的干酪性病灶、厚壁空洞、阻塞性空洞、一侧毁损肺、支气管结核管腔狭窄伴远端肺不张、结核性脓胸、支气管胸膜瘘、治疗无效的大咯血等均可考虑手术治疗。

四、主要护理诊断/问题

1. 营养失调：低于机体需要量　与食欲减退、机体消耗增加有关。
2. 体温过高　与结核菌感染有关。
3. 知识缺乏　与缺乏肺结核治疗的相关知识有关。
4. 潜在并发症：自发性气胸、脓气胸、支气管扩张症等。

五、护理措施

（一）一般护理

1. 隔离与休息　在标准预防的基础上，采用呼吸道隔离的措施。严禁随地吐痰，患者痰液、餐具和污染物等需严格消毒灭菌处理。加强手卫生，避免院内感染。

全身症状严重者必须卧床休息，恢复期患者适当增加户外活动，增强机体抵抗力。轻症患者在坚持化疗的同时，可进行正常工作，注意劳逸结合。痰菌阴性和经有效抗结核治疗4周以上，没有传染性或只有极低传染性，应鼓励患者参加正常的家庭和社会活动，有助于减轻患者的社会隔离感和缓解焦虑情绪。

2. 饮食护理　制订全面的饮食营养计划，提供高热量、高蛋白、富含维生素的易消化饮食，如鱼、肉、蛋、牛奶、豆制品、蔬菜和水果等，成人每日蛋白质摄入量1.5～2.0g/kg，其中优质蛋白应大于50%；增加饮食的品种，采用患者喜欢的烹调方法，改善患者进食的环境和心情，进食时做到心情愉快、细嚼慢咽、少食多餐，以促使食物的消化和吸收。每日饮水量不少于2000ml，以补充机体代谢消耗，促进体内毒素的排泄，必要时遵医嘱静脉补充液体。监测体重，每周监测体重并记录，判断营养改善的情况。

（二）病情观察

观察患者临床症状的动态变化，如咳嗽、咳痰的情况；观察咯血的量、颜色、性质及出血速度，一旦发生窒息的先兆，应及时报告医生并积极配合抢救；病情严重者需观察呼吸状况，是否发绀、气促等。监测生命体征，如出现高热持续不退，脉搏增快，呼吸急促，提示病情加重。

（三）对症护理

1. 发热的护理　给予物理降温，随时擦拭汗液，更换衣被，防止着凉；鼓励患者多饮水，加强口腔护理；夜间盗汗者应协助患者擦干身体并及时更换衣物，做好皮肤护理。

2. 咯血的护理　①咯血量较少时，嘱卧床休息（患侧卧位），安慰患者，消除紧张。②中等或大量咯血时应严格卧床休息，取患侧卧位，保证气道通畅，注意防止窒息。③密切观察患者是否出现胸闷、憋气、甲床发绀、面色苍白、冷汗淋漓、烦躁不安等窒息表现。一旦发生，立即取头低足高体位，轻拍背部，迅速排出气道和口咽部的血块，清除和吸引咽部及气管内的积血；必要时，用吸痰管进行机械吸引，做好气管插管或气管切开的准备及配合工作，以尽快解除呼吸道阻塞。④对极度紧张、咳嗽剧烈者，遵医嘱给予小剂量镇静药、镇咳药；若咯血量过多，应配血备用，遵医嘱酌情适量输血。⑤大量咯血者暂禁食，小量咯血者宜进食易消化、温凉、高蛋白、高热量、营养丰富的流质或半流质饮食。

（四）用药护理

由于化学治疗方案涉及的药物种类繁多，病程较长，护理人员应当有计划、有目的地向患者及家属介绍有关药物治疗的知识，强调早期、联合、适量、规律、全程治疗的重要性，督促患者按医嘱服药，建立按时服药的习惯，鼓励患者坚持全程治疗。告知患者抗结核病药物的不良反应及注意事项。

（五）心理护理

主动沟通，了解患者心理，根据患者的实际心理状态，给予相应的心理指导和家属指导。引导患者以积极的心态对待疾病，耐心向患者和家属讲解疾病的相关知识，让家属从身心健康、生活起居等方面给予患者帮助、鼓励和支持，以克服患者自卑心理。

六、健康教育

（一）预防知识教育

尽早发现、彻底治愈肺结核患者。严禁患者随地吐痰，有痰时将痰吐在盛有消毒液的容器中经灭菌处理后弃去；不可面对他人咳嗽或打喷嚏，以防飞沫传播；在咳嗽或打喷嚏时，要用双层纸巾遮住口鼻；患者外出时戴口罩，探视者应规范佩戴口罩。预防接种卡介苗可使未受过结核杆菌感染者获得特异性免疫力，其接种对象主要为新生儿及未被感染过的儿童、青少年。对于高危人群，如 HIV 感染者、糖尿病患者等，可预防性使用异烟肼或利福平预防性化学治疗。

（二）相关知识教育

嘱患者保证充足的睡眠和休息，适当活动，避免劳累、情绪波动和呼吸道感染；保证营养的摄入，戒烟酒，养成良好的卫生习惯，促进身体康复。用药方面强调坚持规律、全程、合理用药的重要性，定期复查 X 线胸片和肝、肾功能，了解治疗效果和病情变化，有利于治疗方案的调整，直到疾病痊愈。

（陈典洁　陈珍珍　宁　婷　杨玉萍）

目标检测

A1/A2 型题

1. 引起伤寒不断流行、传播的主要传染源为（　　）
A. 带菌者　B. 暴发型伤寒患者
C. 普通型伤寒患者　D. 恢复期伤寒患者
E. 潜伏期伤寒患者
2. 伤寒患者首选的病原治疗药物为（　　）
A. 第三代头孢菌素　B. 氨苄西林
C. 利福平　D. 氯霉素
E. 喹诺酮类
3. 慢性痢疾是指病程超过（　　）
A. 1 周　B. 2 周　C. 1 个月
D. 2 个月　E. 3 个月
4. 中毒性菌痢的临床表现是（　　）
A. 体温正常　B. 剧烈腹痛
C. 尿频尿痛　D. 全身中毒症状
E. 里急后重
5. 引起霍乱的主要原因为（　　）
A. 霍乱肠毒素　B. 神经氨酶
C. 血凝素　D. 霍乱内毒素
E. 菌体裂解
6. 各型霍乱弧菌中，无致病性的是（　　）
A. 古典生物型
B. 埃尔托生物型
C. 不典型 O_1 型霍乱弧菌
D. O_1 群霍乱弧菌
E. O_{139} 血清型霍乱弧菌
7. 被列为我国法定甲类传染病的是（　　）
A. 鼠疫、霍乱
B. 天花
C. 严重急性呼吸综合征
D. 艾滋病
E. 肺炭疽
8. 鼠疫的传染源很多，其中主要的传染源是（　　）
A. 猫、兔　B. 羊、骆驼
C. 啮齿类动物和患者　D. 狐、狼
E. 家禽
9. 鼠疫最常见的临床类型是（　　）
A. 肺鼠疫　B. 腺鼠疫
C. 败血型鼠疫　D. 皮肤鼠疫
E. 肠鼠疫
10. 降低鼠疫病死率的关键治疗是（　　）
A. 早期应用抗菌药物
B. 对症治疗
C. 支持治疗
D. 局部治疗
E. 免疫治疗
11. 流脑流行期间最重要的传染源是（　　）
A. 患者　B. 慢性感染者
C. 带菌者　D. 带菌动物
E. 献血员
12. 普通型流脑败血症期最重要的体征是（　　）
A. 高热　B. 休克
C. 皮肤黏膜瘀点瘀斑　D. 肝脾肿大
E. 高热
13. 患儿，女，6 岁。发热、呕吐 2 天，精神萎靡 1 天入院。查体：体温 39℃，嗜睡，腹部多个出血点，颈项强直，克尼格征（+）。最可能的诊断是（　　）
A. 流行性出血热　B. 流行性脑脊髓膜炎
C. 流行性乙型脑炎　D. 流行性感冒
E. 流行性腮腺炎
14. 患儿，男，12 岁。因发热、头痛 3 天，以“流行性脑脊髓膜炎（普通型）”入院。对于其密切接触的妹妹，预防措施正确的是（　　）
A. 隔离观察 5 天　B. 隔离观察 7 天
C. 医学观察 5 天　D. 医学观察 7 天
E. 不需要观察
15. 对百日咳鲍特菌描述错误的是（　　）
A. 小杆菌　B. 革兰氏阴性
C. 人类为唯一宿主　D. 有荚膜、无芽孢、无鞭毛
E. 耐高温
16. 百日咳病原治疗首选药物是（　　）
A. 青霉素　B. 头孢菌素
C. 红霉素　D. 阿奇霉素
E. 克拉霉素
17. 猩红热的病原体是（　　）
A. 大肠埃希菌　B. 金黄色葡萄球菌
C. 化脓性杆菌　D. 柯萨奇病毒
E. 乙型 A 群溶血性链球菌
18. 猩红热的主要传播途径是（　　）
A. 消化道传播　B. 呼吸道传播
C. 产道　D. 皮肤伤口
E. 血液
19. 有关猩红热临床表现的描述不恰当的是（　　）
A. 可见指套、手套状脱皮
B. 咽峡炎明显
C. 可见草莓舌
D. 腭部黏膜疹可先于皮疹出现
E. 皮疹常在起病后第 1 天出现
20. 对布鲁氏菌病的种型说法正确的是（　　）
A. 4 个种 16 个生物型　B. 5 个种 18 个生物型
C. 6 个种 19 个生物型　D. 7 个种 20 个生物型
E. 8 个种 22 个生物型

21. 关于布鲁氏菌病的治疗原则表述最为恰当的是(　　)
A. 中药对布鲁氏菌病几乎没有作用
B. 早期用药，彻底治疗
C. 合理选用药物即用药途径
D. 采用综合疗法
E. 早期、彻底、多疗程、联合用药

22. 处理肺结核患者的痰液最简便、最有效的方法是(　　)
A. 煮沸　B. 深埋　C. 75% 乙醇消毒
D. 焚烧　E. 等量消毒液浸泡

23. 结核病的传染源主要是（　　）
A. 带菌者　B. 排菌的开放性肺结核患者
C. 患者家属　D. 排菌的动物
E. 患者、带菌者、患者家属

24. 易引起周围神经炎的抗结核药物为（　　）
A. 异烟肼　B. 利福平
C. 链霉素　D. 对氨基水杨酸
E. 乙胺丁醇

25. 肺结核大咯血窒息患者，护士采取最关键的抢救措施是（　　）
A. 立即给予心电监护
B. 立即吸氧
C. 立即输液
D. 立即清除咽部及气管内的积血
E. 立即输血

26. 结核菌素试验，皮肤硬结的直径为 10 ～ 15mm，其结果可判断为（　　）
A. 阴性　B. 阳性
C. 一般阳性　D. 中度阳性
E. 强阳性

A3/A4 型题

（27、28 题共用题干）

患者，男，47 岁，农民。突然发热，伴腹痛、腹泻、恶心、食欲减退、疲乏 2 天，每天排水样便 10 次以上。查体：T 39.9℃，P 96 次 / 分，脾肋下未触及，腹软，左下腹压痛，肠鸣音亢进。血常规：WBC 11.5×10^9/L，RBC 4.5×10^{12}/L，Hb 135g/L。粪便培养：志贺菌阳性。

27. 该患者最有可能的诊断是（　　）
A. 细菌性食物中毒　B. 急性胃肠炎
C. 急性阿米巴痢疾　D. 霍乱
E. 急性细菌性痢疾

28. 对患者进行治疗，首选的抗生素为（　　）
A. 第三代头孢菌素　B. 氨苄西林
C. 利福平　D. 喹诺酮类
E. 氯霉素

（29 ～ 31 题共用题干）

患者，男，17 岁。于 2 小时前出现急性腹泻，共 10 余次，先为黄色水样，后为米泔样，无发热、腹痛及里急后重。患者 1 天前从海南旅游返回家中。查体：T 36.2℃，BP 70/60mmHg，P 120 次 / 分，R 24 次 / 分。营养一般，发育正常，精神差，神志清楚，皮肤弹性尚可，无黄染，无出血点，眼眶下陷，颈软，心肺（–），腹平软，无压痛，肝脾未触及。

29. 该患者最有可能的诊断是（　　）
A. 细菌性痢疾　B. 霍乱
C. 细菌性食物中毒　D. 急性胃肠炎
E. 急性阿米巴痢疾

30. 为进一步确诊，需做的检查是（　　）
A. 血培养　B. 肥达反应
C. PPD 试验　D. 胸部 X 线片
E. 粪便培养

31. 当前对患者进行治疗，首先应予以（　　）
A. 休息　B. 抗菌药物
C. 补充液体和电解质　D. 抑制肠黏膜分泌药
E. 喹诺酮类

（32、33 题共用题干）

患儿，男，7 岁。发热 2 天，咽痛，咽部有脓性分泌物，周身可见针尖大小的皮疹，全身皮肤鲜红。查体：T 39.1℃，P 100 次 / 分，R 20 次 / 分，精神不佳。血常规：WBC 13.6×10^9/L，中性粒细胞 0.88。咽拭子链球菌培养（+）。

32. 该患者最有可能的诊断是（　　）
A. 猩红热　B. 麻疹
C. 急性上呼吸道感染　D. 水痘
E. 伤寒

33. 护士对其进行护理，正确的是（　　）
A. 按消化道隔离
B. 多运动以增强抵抗力
C. 大片脱皮时可让患儿用手撕掉
D. 脱皮时可涂凡士林或液体石蜡
E. 高热时使用酒精擦浴

第 4 章

其他病原体传染病患者的护理

第 1 节 钩端螺旋体病患者的护理

案例 4-1

患者，男，16 岁。因“高热、全身乏力，下肢疼痛不能行走 2 天”入院，入院后出现心慌气短、痰中带血。患者 1 周前曾与两名同学一起到河里游泳。体格检查：T 39.1℃、P 115 次 / 分，结膜充血，皮肤散在出血点，腹股沟淋巴结肿大、质软、有触痛，腓肠肌压痛明显。血常规：白细胞（WBC）计数 11.5×10^9/L，N 0.8。胸部 X 线检查显示双肺片状阴影。

问题：1. 考虑该患者可能的临床诊断及依据是什么？

2. 该患者主要的护理诊断及护理措施有哪些？

一、概　　述

钩端螺旋体病（leptospirosis）简称钩体病，是由致病性钩端螺旋体引起的急性自然疫源性传染病。临床特点为早期有钩端螺旋体败血症，中期为各脏器损害和功能障碍，后期为各种变态反应后发症，重症患者有明显的肝、肾、中枢神经系统损害和肺弥漫性出血，危及生命。

（一）病原学

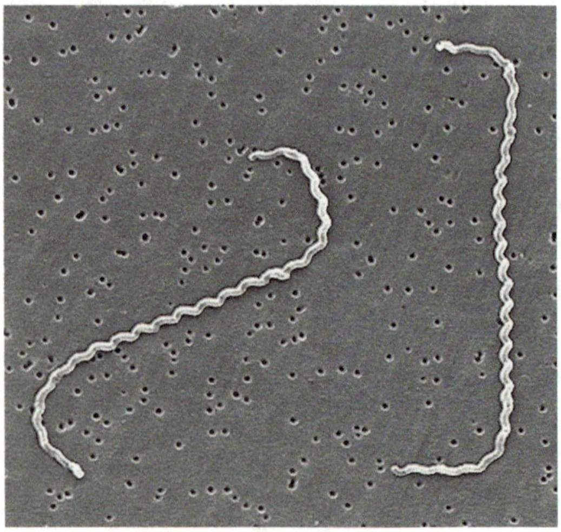

图 4-1　钩体

钩端螺旋体病的病原体是钩端螺旋体，简称钩体（图 4-1），呈细长丝状，有 12 ～ 18 个螺旋，菌体的一端或两端弯曲成钩状。革兰氏染色阴性，在光学显微镜下，银染色易查见。在暗视野显微镜或相差显微镜下，可看见其沿长轴旋转运动，有较强的穿透力。电镜观察到的结构包括圆柱形菌体、轴丝和外膜三部分，外膜具有抗原性和免疫原性，其相应抗体为保护性抗体。

病原体钩体抵抗力弱，在干燥环境下数分钟死亡，对常用的各种消毒剂均敏感，极易被稀盐酸、苯酚和肥皂水灭活，但在 pH 7.0 ～ 7.5 的潮湿土壤和水中可存活数月。钩体的抗原结构复杂，目前全球已发现 25 个血清群和 200 多个血清型，常见的有黄疸出血群、波摩那群、犬群、流感伤寒群等，其中波摩那群分布最广，黄疸出血群毒力最强。

（二）发病机制与病理

本病的临床表现复杂，病情轻重主要与入侵钩体的血清型和机体免疫力有关。钩体经皮肤、黏膜侵入人体后，迅速经淋巴管或直接进入血液中繁殖，产生毒素，如内毒素样物质、细胞毒性因子、溶血素等，引起钩体败血症。此后钩体进入内脏器官，造成多器官损伤。发病 10 天左右，机体发生免疫反应并产生相应的抗体，病情逐渐好转，部分患者可出现免疫病理反应，引起眼及中枢神经系统后发症。

本病的基本病理改变是毛细血管中毒性损伤，重者引起内脏病变，如肺弥漫性点、片状出血，大量出血可窒息而亡；肝细胞退行性变、坏死、炎症而出现凝血功能障碍及黄疸；肾间质炎症、水肿，肾小管上皮细胞变性坏死；脑膜充血、出血和炎性浸润；骨骼肌特别是腓肠肌肿胀、横纹消失、出血；心肌可有灶性坏死、出血及炎性浸润。

（三）流行病学资料

1. 传染源　钩体的动物宿主相当广泛，已证实我国有 80 多种动物是钩体的传染源，其中主要是鼠类和猪。黑线姬鼠是南方稻田型钩体病的主要传染源，猪是北方洪水型钩体病的主要传染源，犬活动范围大，污染面广，是造成雨水型流行的重要传染源。因患者尿中排出钩体数量少，且人尿为酸性，钩体不宜生存，故患者作为传染源的意义不大。

2. 传播途径　直接接触传播是主要传播途径。易感者通过下田劳作、下河捕鱼、游泳等途径接触被钩体污染的水、泥土后，钩体经裸露的皮肤、黏膜，尤其是破损的皮肤、黏膜进入人体而感染。此外，摄入被感染动物的尿液污染的食物和水，也可被感染。

3. 人群易感性　普遍易感，以青壮年为主，男性高于女性，多发于流行区的农民、渔民、下水道工人、野外工作者等。病后对同型钩体有较强的免疫力，部分群间或型间有一定交叉免疫力。

本病分布甚广，几乎遍及世界各地，热带、亚热带地区流行较为严重，我国以西南和南方各省多见。全年均有发生，但主要流行于夏秋季，6 ～ 10 月发病最多，非流行期间常为散发。本病流行形式主要为稻田型、洪水型和雨水型三个类型，南方以稻田型为主要流行形式，发病高峰时间与水稻栽种、收割时间吻合，北方以洪水型、雨水型为主要流行形式，发病高峰时间与洪水雨季时间吻合。

二、护理评估

（一）健康史

询问当地是否有钩体病流行；患者近期有无接触疫水、疫土史，有无接触带菌动物尿液、血液；有无钩体菌苗接种史；有无发热、肌肉酸痛、乏力、淋巴结肿大等症状。

（二）身心状况

1. 症状与体征　潜伏期一般为 1 ～ 30 天，起病急，典型病程可分为 3 期。

（1）早期（钩体败血症期）　起病 3 天内，本期主要是全身感染、中毒等败血症表现，为各型钩体病共有的表现。①发热：畏寒、发热，短期内体温可高达 39℃以上，常为弛张热，有时也可稽留热，少数为间歇热。②头痛和全身肌肉酸痛：肌肉酸痛，尤以腓肠肌痛为甚，重者如刀割样痛，不能行走；双侧腓肠肌压痛，重者拒按。③乏力：全身乏力，尤其是腿软症状明显，患者行走困难，重者卧床不起，与发热高低不呈平衡关系。④眼结膜充血（图 4-2）：轻者主要在眼球结膜、外眦及上下穹隆部，重者除角膜周围外的全球结膜血管扩张呈网状，无分泌物，无疼痛感，无畏光。⑤全身浅表淋巴结肿大：以腹股沟淋巴结肿大最为常见，其次为腋窝淋巴结，一般为 1 ～ 2cm，质软，有触痛，无化脓，治疗后消退缓慢。钩体病的早期表现可概括为三症状（寒热、酸痛、全身乏力）和三体征（眼红、腿痛、淋巴结肿大）。

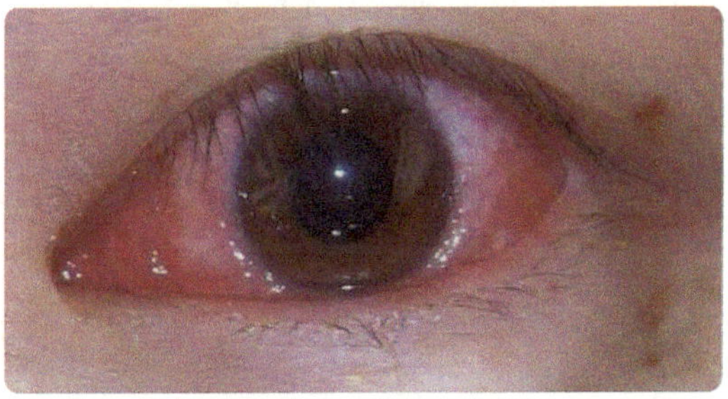

图 4-2　眼结膜充血

（2）中期（器官损害期）　起病后 3 ～ 10 天，为钩体病的极期，可分为以下 5 型：

1）流感伤寒型（感染中毒型）：此型多见，仅有早期感染中毒症候群或咽痛、咳嗽等上呼吸道感染症的表现，无明显脏器损害，病程一般为5～10天，经治疗而愈或自然缓解，但较重的病例可有出血倾向或发生休克。

2）肺出血型：起病3～5天开始出现，在早期中毒表现的基础上病情加重，出现不同程度的肺出血。轻度出血仅表现为痰中带血或轻度咯血，肺部听诊有少许湿啰音，X线检查可见散在点状、小片状阴影，及时诊治较易痊愈。肺弥漫性出血则病情危重，进展极快，表现为极度呼吸困难、大咯血，继而神志模糊甚至昏迷，双肺满布湿啰音，X线检查见双肺广泛点片状阴影及大片融合影。本型患者常在24小时内因肺弥漫性出血而死亡，为钩体病主要死亡原因。

3）黄疸出血型：发病数日后感染中毒症候群加重，多于病程3～7天出现黄疸，伴厌油、食欲减退、肝大等，重者可出现肝性脑病；有全身出血倾向，如皮肤、黏膜出现瘀点、瘀斑，鼻出血、咯血、便血、血尿等，部分患者可死于消化道或肺大出血；肾损害轻者仅有少许蛋白尿，重者少尿，尿中有大量蛋白、管型，急性肾衰竭为本型主要死因。

4）脑膜脑炎型：此型较少见，一般发热3～5天，患者出现头痛加剧、呕吐、脑膜刺激征阳性等脑膜炎表现和（或）嗜睡、昏迷、抽搐、瘫痪、病理反射阳性等脑炎征象，重者可发生脑水肿、脑疝与呼吸衰竭，危及生命。

5）肾衰竭型：可有不同程度的肾损害，主要表现为蛋白尿、细胞和管型。单纯出现少尿、无尿、氮质血症及尿毒症者少见，往往与各型钩体病并存，其中合并黄疸出血型最为突出。

（3）后期（恢复期或后发症期） 多数患者在起病10天后，症状逐渐消失而痊愈，不留后遗症。少数患者在发热消退，进入恢复期后可再次出现症状和体征，称为钩体后发症。①后发热：经治疗后体温下降或正常1～5天后又再次出现的发热，体温多在38℃左右，经1～3天可自行退热。②反应性脑膜炎：少数患者在病后发热的同时出现的脑膜炎表现，如头痛、呕吐、脑膜刺激征，但脑脊液钩端螺旋体培养阴性，预后良好。③眼后发症：退热后1周至1个月出现，以葡萄膜炎、虹膜睫状体炎常见，也可表现为虹膜表层炎、球后视神经炎或玻璃体混浊等。④闭塞性脑动脉炎：多在病后半个月至5个月出现，表现为偏瘫、失语、反复短暂肢体瘫痪等脑缺血症状，脑血管造影证实有脑基底部多发性动脉狭窄。

2. 心理-社会状况 评估患者对该病预防及治疗有关知识的掌握情况，中期患者病情较重，注意患者有无出现焦虑、悲观、恐惧等情绪。

（三）辅助检查

1. 一般检查 血常规可见白细胞轻度增高或正常，病情严重者血小板减少，血沉增快是本病的一个特征，一般可持续2～3周。多数患者尿常规可见红细胞、白细胞、蛋白尿、管型尿。

2. 病原学检查 ①取患者的血液、尿液或脑脊液直接镜检，在暗视野显微镜下可见活动的钩端螺旋体。②聚合酶链反应（PCR）可检测出患者血液、尿液、脑脊液中的钩端螺旋体核酸，具有特异、敏感、快捷等特点，用于钩体病的早期诊断。③病原体分离培养：发病1周内外周血中存在大量钩体，在柯氏培养基内培养，阳性率为20%～70%，但需时较长，至少1周时间，不适合早期诊断。

3. 血清学检查 ①显微凝集试验：是目前国内最常用的诊断方法，患者恢复期血清中钩端螺旋体抗体效价较早期血清有4倍或4倍以上升高，或单份血清抗体效价≥1∶400。②酶联免疫吸附试验（ELISA）：检测患者血清、脑脊液中特异性IgM抗体，特异性和敏感性较高。

4. 其他检查 肾衰竭型有肾功能异常；肺出血型X线片可见片状或点状出血影；黄疸出血型有肝功能严重异常；脑膜脑炎型可见脑脊液压力增高，蛋白增加，白细胞增多，糖及氯化物正常，多数患者能分离到钩体。

三、治疗要点

治疗原则为“三早一就”，即早发现、早诊断、早治疗，就地或就近治疗。早期使用敏感抗生素可缩短疗程，减轻内脏损害。

钩体对青霉素高度敏感，故青霉素为首选药。建议采用小剂量与分次给药的方案，以减少赫氏反应。赫氏反应指钩端螺旋体病患者在接受青霉素治疗时，由于大量菌体在体内裂解，释放大量的内毒素样物质，这些物质不仅可引起畏寒、寒战、发热，而且具有特异的致病作用，使原有的钩端螺旋体病的症状、体征加重。对青霉素过敏者可选用庆大霉素、四环素、第三代头孢菌素或喹诺酮类药物。

病情较重的患者，宜常规给予镇静剂，如地西泮、苯巴比妥钠等，必要时 2 ～ 4 小时重复一次，防止肺弥漫性出血等重症发生。肺出血型强调及早使用镇静剂、糖皮质激素、止血药等，保持呼吸道通畅；黄疸出血型采用保肝治疗；后发症为机体变态反应所致，故一般不需使用抗生素，后发热、反应性脑膜炎对症处理，眼后发症、闭塞性脑动脉炎酌情使用糖皮质激素。

四、主要护理诊断 / 问题

1. 体温过高　与钩体感染有关。
2. 急性疼痛　与钩体毒血症和肌肉损伤有关。
3. 气体交换受损　与毛细血管损伤有关。
4. 潜在并发症：出血、呼吸衰竭、急性肾衰竭、肝衰竭等。

五、护理措施

（一）一般护理

1. 隔离与休息　对患者采取接触隔离，并对其分泌物和排泄物进行严格消毒。搞好环境卫生，对污染的水源或积水，可用漂白粉或其他有效药物进行喷洒消毒。

患者应卧床休息，减少消耗。患者卧床休息期间，应协助做好生活护理，如口腔护理、皮肤护理。症状减轻后，可逐渐起床活动，增加活动量。病情严重者恢复期亦不宜过早活动，直至临床症状与体征消失后再下床活动。

2. 饮食护理　给予高热量、高维生素、易消化的流质或半流质饮食，鼓励多饮水，以补充足量的液体。高热、频繁呕吐者，除注意补充液体外，还要注意防止水电解质及酸碱平衡紊乱。有明显消化道出血或大咯血者应禁食。

（二）病情观察

严密监测患者生命体征；观察有无肺弥漫性出血、肝肾衰竭、脑膜脑炎等并发症出现，有无钩体后发症发生；观察血常规、出凝血时间等辅助检查结果。

（三）对症护理

1. 发热的护理　监测体温变化，降温以物理降温为主，不宜酒精擦浴，以免诱发或加重出血。诊断未明确之前，不宜使用退热剂，若体温过高，可遵医嘱酌情使用氢化可的松。

2. 皮肤黏膜护理　保持皮肤清洁、干燥，防止压疮；及时清理口腔中残留的血液及呕吐物，保持口腔黏膜清洁，用软毛牙刷刷牙，避免剔牙，以免引起或加重牙龈出血。

3. 肺出血的护理　①绝对卧床休息，保持病房环境安静，尽量集中操作，减少不必要的检查操作或搬动，安慰患者，减轻其紧张、焦虑的情绪，以利于安静休息。②及时清理呼吸道分泌物，保持呼吸道通畅，嘱患者不要屏气，以免血液排出不畅。当有大量血液或血块阻塞呼吸道时，应嘱患者立即取头低足高 45° 俯卧位，轻拍背部，以迅速排出气道内及口咽部的血块。③吸氧。④密切监测生命体征，观察咯血量、咯血速度，注意血液是否容易咳出，有无窒息先兆。⑤遵医嘱给予镇静剂、止血剂、糖皮质激素等，输液速度不宜过快，以免诱发心力衰竭或加重出血。做好急救准备，备好抢救药物、吸引器、气管切开包、人工呼吸器等。

（四）用药护理

预防赫氏反应及抢救赫氏反应患者是本病用药护理的重点。首次使用青霉素等抗生素后 12 小时内密切观察患者的生命体征及原发病的临床表现，倾听患者主诉；备好镇静剂、糖皮质激素、抗过敏药等抢救药物，备好静脉注射用物、氧气、物理降温用品等；一旦发生赫氏反应，及时通知医生，就地抢救，给予吸氧、物理降温，遵医嘱给予镇静剂、糖皮质激素及抗过敏等对症处理。

（五）心理护理

积极与患者沟通，针对患者焦虑、恐惧等负面情绪，适时进行心理安慰，通过各种方式鼓励患者，为其提供精神与情感支持，帮助患者树立战胜疾病的信心。

六、健康教育

（一）预防知识教育

1. 管理传染源　重点加强对猪、犬、牛、羊等家畜粪尿的管理，消灭田鼠及家鼠。

2. 切断传播途径　加强水源和食物管理，防止被鼠及病畜粪、尿污染；对污染的水源可用漂白粉或其他有效药物进行喷洒消毒；使用草木灰、生石灰或土农药杀灭稻田中的钩体。

3. 保护易感人群　加强个人防护，在流行地区、流行季节时，要避免接触疫水，禁止在疫水中捕鱼、涉水、游泳等；水中作业或在牲畜饲养场所、屠宰场工作时要穿长筒橡胶靴，戴橡胶手套。可在疫区流行前 1 个月，对可能接触疫水的高危人群采用钩体多价疫苗预防接种，接种后 1 个月左右产生免疫力，一般可维持在 1 年左右。有条件的地区可用兽用钩体疫苗给猪进行预防接种。在流行地区、流行季节亦可用多西环素进行药物预防，每周口服 1 次，简便易行，效果较好。

（二）相关知识教育

帮助患者和家属正确认识疾病，指导患者按医嘱用药，明白按时、按量服药的重要性和意义，帮助患者制订服药计划和服药方法。告知患者出院后仍需避免过度劳累，注意加强营养，若出现发音不清、视力障碍、肢体运动障碍等，可能是后发症的表现，应及时就诊。

第 2 节　阿米巴痢疾患者的护理

案例 4-2

患者，男，30 岁。腹痛、腹泻 5 天，排便次数每天 10 次以上，量多，腥臭，呈暗红色果酱样，无里急后重，伴右下腹部压痛。粪便镜检：白细胞（WBC）1 ～ 3 个 /HP，红细胞（RBC）3 ～ 9 个 /HP，粪便中可查到阿米巴滋养体。

问题：1. 该患者最可能的诊断是什么？

2. 列出该患者的主要护理诊断。

一、概　　述

阿米巴痢疾（amebic dysentery）又称阿米巴病（intestinal amebiasis），是溶组织内阿米巴侵入结肠引起的疾病。主要病变部位在近端结肠和盲肠，临床上以腹痛、腹泻、排暗红色果酱样大便为特征。本病易复发变为慢性，也可导致肠外并发症，得到有效病原治疗者预后良好，重型患者及治疗不彻底者预后差。

（一）病原学

阿米巴痢疾的病原体是溶组织内阿米巴，按生活史可分为滋养体和包囊两期。

1. 滋养体（图 4-3）　溶组织内阿米巴的致病形态。大滋养体直径 20 ～ 40μm，依靠伪足移动，吞噬组织和红细胞，又称组织型滋养体。小滋养体直径 10 ～ 20μm，运动迟缓，以肠液、细菌、真菌为食，又称肠腔型滋养体。

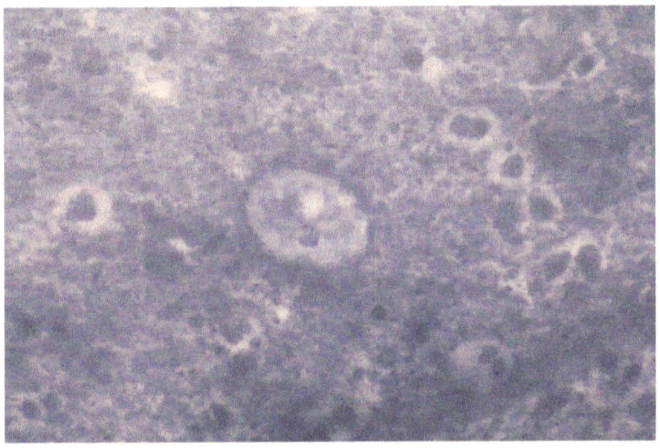

图 4-3　滋养体

2. 包囊　溶组织内阿米巴的感染形态。滋养体在肠腔内形成包囊，但肠外病变组织中无包囊。包囊呈无色透明的圆球形，直径为 10 ～ 16μm，内有 1 ～ 4 个核，外层为透明的囊壁。包囊能起传播作用，可随粪便排出体外。包囊抵抗力强，在潮湿的环境下能存活数周或数月，对自来水中的氯和人的胃酸都具有抵抗力，但不耐热，加热至 50℃后数分钟即死亡。

（二）发病机制与病理

被溶组织内阿米巴包囊污染的食物和饮水进入胃，未被胃酸杀死的包囊到达小肠下段，在胰蛋白酶作用下小滋养体脱囊而出，随粪便移行到盲肠、结肠、直肠等部位寄生，以肠腔细菌及内容物为食。在适宜条件下，如肠腔受损、抵抗力下降、饮食不当等，转变为大滋养体，凭借其伪足的机械运动和所分泌酶的水解作用侵入肠壁，在较为疏松的肠黏膜下层繁殖、扩散，并释放多种酶，导致组织的进一步损害。

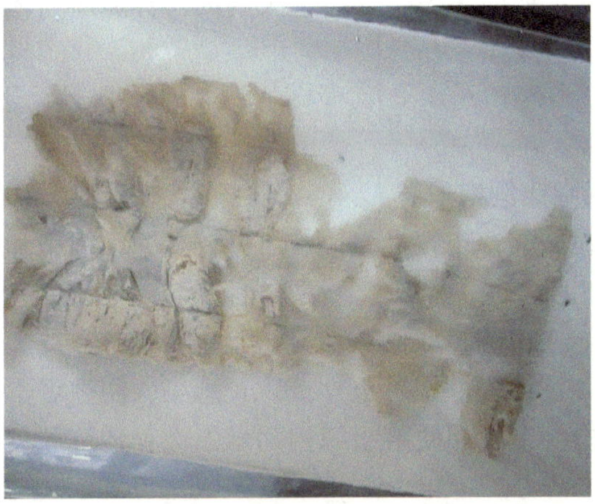

图 4-4　阿米巴溃疡破坏的人体肠道标本

病变部位主要在结肠，其次多见于盲肠、升结肠、直肠、乙状结肠等。病理改变初期为散在的浅表糜烂或小脓肿，破溃后形成烧瓶样溃疡（图 4-4），肠腔内充满棕黄色坏死物质，内含溶解的细胞碎片、滋养体和黏液。继发细菌感染时黏膜广泛充血水肿，若溃疡累及肌层和浆膜层，可导致血管破坏引起肠出血，穿透肠壁可导致肠穿孔或弥漫性腹膜炎。

（三）流行病学资料

1. 传染源　凡是粪便中持续排包囊者均可成为传染源，包括无症状包囊携带者、慢性患者和恢复期患者。急性肠阿米巴患者仅排出滋养体，故其作为传染源的意义不大。

2. 传播途径　粪 - 口传播，也可通过苍蝇、蟑螂间接传播，水源污染可导致暴发流行。

3. 人群易感性　普遍易感。病后不产生保护性抗体作用，故可反复感染。

本病遍及全球，热带、亚热带地区多见，其次为温带地区。感染率高低与社会经济发展、卫生条件与生活习惯等因素有关。好发于夏秋季节，呈散发性。

二、护理评估

（一）健康史

了解患者当地流行情况，询问有无与类似患者的接触史，有无不洁饮食、饮水史。

（二）身心状况

1. 症状与体征　潜伏期一般 3 周，短至数天，长达 1 年以上。

（1）无症状型（包囊携带者）　此型临床无症状，多次粪检可发现阿米巴包囊。

（2）急性阿米巴痢疾

1）轻型：临床症状较轻，可出现轻微腹痛、腹泻，粪便中有滋养体和包囊。

2）普通型：起病大多缓慢，全身中毒症状较轻，多无发热或仅有低热。主要表现为右下腹腹痛、腹泻，排便每天 10 次左右，量中等，为暗红色果酱样大便，腥臭，内含滋养体，多无里急后重。腹痛和腹部压痛以右下腹较为明显。

3）重型：此型少见，多发生于严重感染、重度营养不良或免疫功能低下者。起病急，全身中毒症状重，先有寒战、高热，剧烈腹痛，随之排出血性黏液或血水样粪便，奇臭，含大量滋养体，每天 10 次以上，甚至失禁，伴恶心、呕吐、里急后重。患者可出现不同程度的脱水、电解质紊乱，易出现肠内并发症。如治疗不及时，可在 1 ～ 2 周死亡。

（3）慢性阿米巴痢疾　急性患者中未经彻底治疗者常转为慢性。病程持续数月至数年，症状可持续存在或反复发作，腹痛、腹泻或便秘交替出现。症状期每天排便 3 ～ 5 次，呈黄色糊状，带少量血性黏液，腐臭，可检出包囊。间歇期长短不一，其间可无症状。

2. 并发症　肠内并发症包括肠出血，肠穿孔、阑尾炎、结肠病变等，肠外并发症以肝阿米巴病（阿米巴肝脓肿）最为常见，还可并发肺、脑、泌尿生殖系统阿米巴病等。

3. 心理 - 社会状况　患者常因腹泻反复发作、病程迁延不愈而焦虑、易怒，久病因营养障碍而体力下降者，常有情绪低落和自卑等不良心理状况。

（三）辅助检查

1. 血常规检查　白细胞计数正常，少数患者嗜酸性粒细胞比例增多。

2. 粪便检查　肉眼观察粪便呈暗红色果酱样，含血液或黏液，味腥臭。镜检可见较多的红细胞和少量的白细胞，若查到包囊（慢性）或有活动能力并吞噬红细胞的滋养体（急性）可以确诊。

3. 血清学检查　特异性抗体检查常用酶联免疫吸附试验（ELISA）、间接血凝试验（IHA）等方法，血清学检查 IgG 抗体阴性者，一般可排除本病，特异性 IgM 抗体阳性提示近期或现正感染，阴性者不排除本病。特异性抗原检查常用单克隆抗体、多克隆抗体检测患者粪便溶组织内阿米巴滋养体抗原，灵敏度高、特异性强，检测阳性可作为明确诊断的依据。

4. 分子生物学检查　DNA 探针杂交技术及聚合酶链反应（PCR）技术，其特异性和灵敏度均较高。

5. 结肠镜检查　肠壁可见大小不等的散在溃疡，溃疡边缘部分涂片及活检可见滋养体。

三、治疗要点

常用的病原治疗药物有硝基咪唑类（甲硝唑、替硝唑、奥硝唑）和二氯尼特。甲硝唑对各部位、各型阿米巴原虫都有较强的杀灭作用，是目前治疗阿米巴病的首选药物。二氯尼特是目前最有效的杀灭包囊药物。肠出血者予止血、输血；肠穿孔、腹膜炎等尽快进行手术治疗。

四、主要护理诊断 / 问题

1. 腹泻　与肠阿米巴病有关。

2. 疼痛　与肠道阿米巴感染，导致肠壁受损有关。

3. 营养失调：低于机体需要量　与进食减少、肠道吸收功能下降、腹泻有关。

4. 潜在并发症：肠出血、肠穿孔。

五、护理措施

（一）一般护理

1. 隔离与休息　执行接触隔离措施，患者在症状消失后连续 3 次粪便检查，滋养体或包囊阴性后方可解除隔离。急性期卧床休息，以减少机体消耗。

2. 饮食护理　进食高蛋白、高糖、高维生素的少渣流质或半流质饮食；减少粗纤维食物的摄入，避免诱发肠出血或肠穿孔，腹泻严重时可适当补液及纠正水、电解质失衡。

（二）病情观察

观察生命体征的变化；注意每天排便次数、量、颜色、性状、气味。严密监测有无突然发生的腹痛、腹肌紧张等肠穿孔表现。重症患者由于频繁腹泻，可导致水和电解质大量丢失，甚至并发休克，应密切观察血压的变化和脱水的征兆，及时发现病情变化。

（三）对症护理

频繁腹泻伴明显腹痛者，可应用热敷腹部等方法以缓解不适。保持肛周皮肤清洁，便后用温水清洗，局部涂以植物油可防止皮肤溃烂。

（四）粪便标本采集

宜采取新解脓血便送检，以提高阳性率；低温、尿液、消毒液可使滋养体失去活力且滋养体排出体外 2 小时即死亡，因此留取标本的容器应清洁，标本立即送检，注意保温；若服用油类、钡剂及铋剂时，在停药 3 天后留取粪便标本送检。

（五）用药护理

向患者讲解药物的使用方法、疗程及不良反应。甲硝唑不良反应轻，以胃肠道反应为主，注意服用本药前后不能饮酒。二氯尼特的不良反应以腹胀最常见，偶有恶心、呕吐、腹痛、食管炎、皮肤瘙痒、荨麻疹等，停药后消失。孕妇及 2 岁以下儿童不宜服用。

六、健康教育

（一）预防知识教育

及时发现并治疗排包囊者及慢性患者，严禁其从事饮食行业；改善公共卫生条件，加强粪便管理，消灭苍蝇和蟑螂，个人饮用水必须煮沸，不吃未洗净或未煮熟的蔬菜，饭前便后要洗手；合理营养，锻炼身体，增强体质，目前暂无疫苗。

（二）相关知识教育

指导患者坚持用药，防止暴饮暴食，避免受凉劳累，出院后 3 个月内应每月复查粪便 1 次，以防复发或肝阿米巴病等并发症出现。

第 3 节　疟疾患者的护理

案例 4-3

患者，女，45 岁。因“寒战、高热、大汗 2 天”就诊。2 天前无明显诱因情况下突发畏寒、寒战，加盖厚棉被后仍感寒冷，15 分钟后体温开始升高，达 40.2℃，持续 2 小时后热退发汗，自述全身乏力、头痛。患者 10 天前曾前往海南一林场考察工作，有蚊虫叮咬史。查体：T 39.8℃，P 106 次 / 分，R 20 次 / 分，面色潮红，脾肋缘下 2cm，质地柔软，轻压痛，肝肋下 3cm。血常规检查：WBC 5.5×10^9/L，RBC 2.5×10^{12}/L，外周血涂片检查发现疟原虫。

问题：1. 考虑该患者可能的临床诊断是什么？

2. 该患者主要的护理诊断有哪些？

一、概　　述

疟疾（malaria）是由疟原虫寄生于人体引起的传染性寄生虫病。本病主要由雌性按蚊叮咬传播，临床特征为间歇性、定时性、发作性的寒战、高热和大汗，可有脾大及贫血。间日疟及卵形疟可出现复发，恶性疟发热常不规则，病情较重，并可引起脑型疟等凶险发作。

（一）病原学

疟疾的病原体为疟原虫。感染人类的疟原虫有 4 种，即间日疟原虫、三日疟原虫、恶性疟原虫及卵形疟原虫。人和蚊是疟原虫发育过程中的两个宿主，疟原虫在人体内进行无性繁殖，在蚊体内进行有性繁殖，人是中间宿主，蚊是终末宿主。

疟原虫生活史（图 4-5）从感染疟原虫的雌性按蚊叮咬人体开始，寄生于蚊体内的子孢子随唾液进入血循环，侵入肝细胞内发育为裂殖体，释放出大量裂殖子进入血循环中侵犯红细胞开始无性繁殖周期。侵入红细胞的裂殖子先后发育为小滋养体（环状体）、大滋养体、裂殖体、裂殖子。当大量裂殖子成熟后红细胞破裂、释放出裂殖子（图 4-6）及代谢产物，引起临床典型的疟疾发作。疟原虫各期形

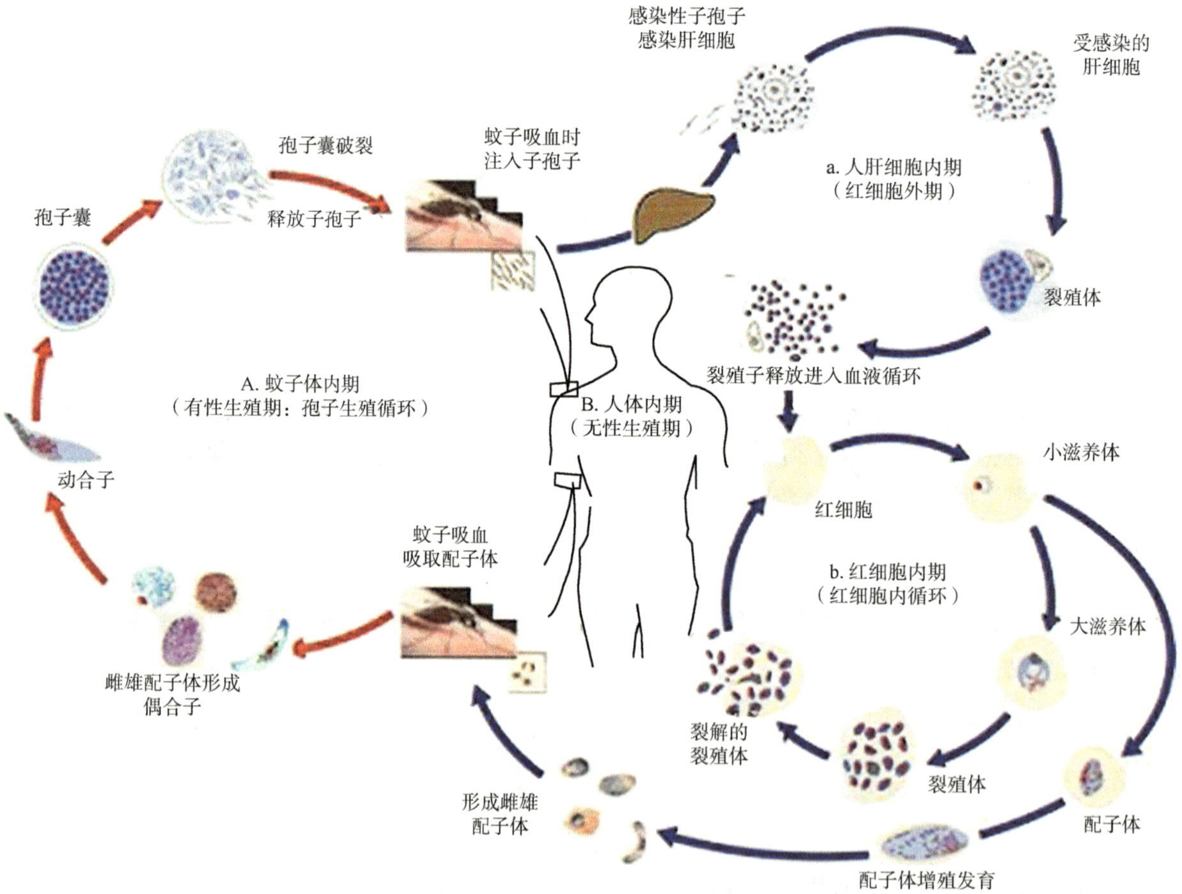

图 4-5　疟原虫生活史

态不一（图 4-7），间日疟原虫及卵形疟原虫在红细胞内的发育周期为 48 小时，三日疟原虫发育周期为 72 小时，恶性疟原虫发育周期为 36～48 小时，且发育先后不一。间日疟及卵形疟部分子孢子在肝内发育为迟发型裂殖体，经 6～11 个月方能成熟并感染红细胞，成为复发的根源。三日疟及恶性疟无迟发型子孢子，故无复发。部分疟原虫裂殖子在红细胞经 3～6 代后，逐渐发育成具有传播作用的雌、雄配子体，在按蚊吸血时被吸入蚊体内，通过有性繁殖发育成熟，含具有感染性的子孢子。

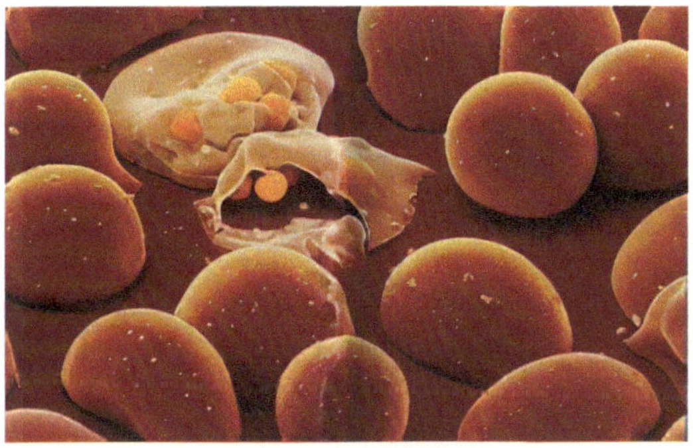

图 4-6　释放出裂殖子

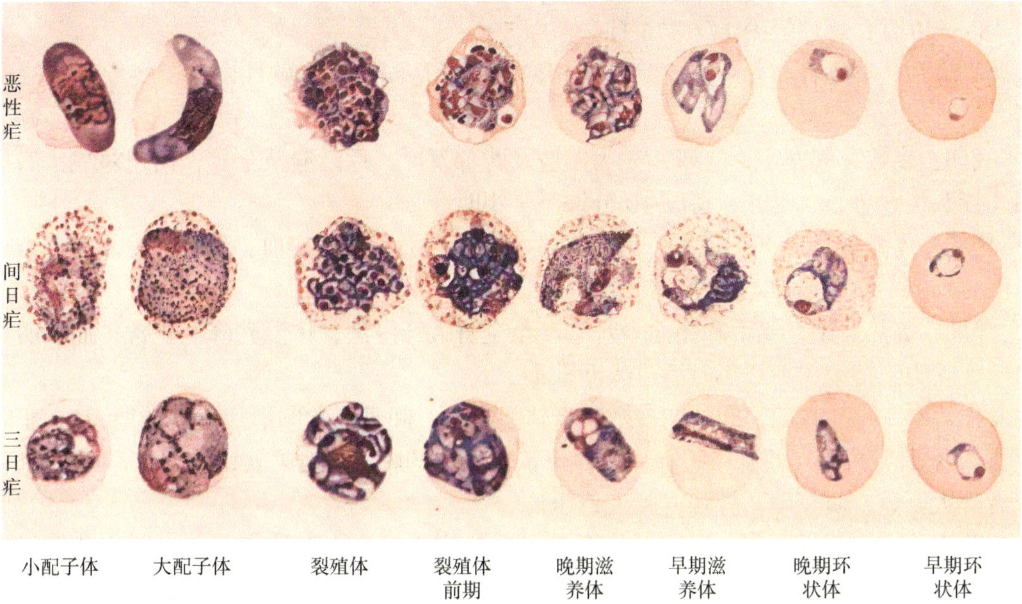

图 4-7　疟原虫各期形态

（二）发病机制与病理

疟原虫在红细胞内发育时一般无症状。当红细胞被裂殖子胀破后，大量血红蛋白、裂殖子及其代谢产物进入血液，引起异性蛋白反应并释放激肽类物质，刺激体温调节中枢，出现寒战、高热，继之大汗的典型症状。进入血中的裂殖子部分可侵入其他红细胞，进行新一轮裂体增殖，如此不断地循环，引起本病间歇性的临床发作。因各种疟原虫裂殖体成熟所需时间不同，所以发作的周期也随之而异，反复多次发作后可因大量红细胞破坏而出现贫血。疟原虫在人体内增殖可引起强烈的吞噬反应，以致全身单核吞噬细胞系统增生，表现为肝脾肿大，以脾大为主，骨髓亦有增生。

（三）流行病学资料

1. 传染源　疟疾现症患者和无症状感染者是疟疾的传染源。血液中原虫密度越高，配子体密度会越高，传播的概率也越大。

2. 传播途径　疟疾的传播媒介是按蚊，在我国传播疟疾最重要的是中华按蚊，主要通过雌按蚊叮咬皮肤而感染。疟疾也可经输血、注射器传染。

3. 人群易感性　普遍易感，通常以青壮年发病居多。感染后可产生一定的免疫力，但不持久。多次发作或感染后，再次感染时症状较轻或无症状，各型疟疾之间无交叉免疫性。

本病主要流行于热带及亚热带地区，其次为温带。恶性疟主要流行于热带，卵形疟及三日疟相对较少见。我国主要以间日疟流行为主，海南省和云南省为恶性疟和间日疟混合流行。热带地区通常全年都能传播，我国亚热带地区主要传播季节在 5 ～ 10 月。

二、护理评估

（一）健康史

询问患者是否居住在疫区或有无去过疫区；有无蚊虫叮咬史；患者居住地的卫生条件；有无血液及血液制品等使用史；起病经过及主要症状特点、是否经过治疗等。

（二）身心状况

1. 症状及体征　潜伏期：间日疟和卵形疟潜伏时间相仿，短者为 12 ～ 30 日，长者为 1 年左右；三日疟为 18 ～ 40 日；恶性疟为 11 ～ 16 日。

（1）典型发作　4 种疟疾发作的症状基本相似，特点是周期性间歇性发作，突发性寒战、高热和大量出汗。

1）寒战期：多数突起发病，畏寒，先为四肢及背部发冷，逐渐遍及全身，出现寒战、唇指发绀、面色苍白，伴头痛、恶心、呕吐，持续 10 分钟至 2 小时。

2）高热期：体温上升至 40℃以上，面色潮红、脉搏有力、结膜充血，伴头痛、乏力、全身酸痛、恶心、口渴、烦躁不安，但神志清楚，持续 2 ～ 6 小时。

3）大汗期：高热后期，双手和颜面微汗，渐至全身大汗淋漓，体温骤降至正常，症状明显缓解，但仍感口干、乏力。持续 1 ～ 2 小时后进入间歇期。

上述发作后有一定间歇期，间歇期多数患者体温正常，间日疟和卵形疟的间歇期为 48 小时，三日疟为 72 小时，恶性疟发热无规律。可在左肋缘下扪及肿大的脾，质地柔软，有压痛，但热退后可回缩，反复发作者脾大明显，质较硬。肝轻度肿大，压痛。

（2）凶险发作　由疟原虫引起的严重而危险的临床表现，多由恶性疟引起。起病急缓不一，热型多不规则，可有稽留热、间歇热、弛张热，每日或隔日发作，无明显的缓解间歇。

1）脑型：急起高热、剧烈头痛、呕吐，常出现不同程度的意识障碍。多数患者有脑膜刺激征和病理反射阳性。部分严重患者可出现严重脑水肿、呼吸衰竭导致死亡。

2）超高热型：起病急，体温迅速上升至 41℃以上并持续不退，患者皮肤灼热、烦躁不安、呼吸急促、谵妄，常发展为深度昏迷而死亡。

3）厥冷型：患者肛温在 38 ～ 39℃以上，无力、皮肤苍白或轻度发绀、体表湿冷，常有水样腹泻或频繁呕吐，继而脉搏细弱、血压下降，多死于循环衰竭。

4）胃肠型：除疟疾典型症状外，患者常有腹泻，粪便先为黏液水便，每日数十次，后为血便、柏油便，伴下腹或全腹痛。重者死于休克和肾衰竭。

（3）特殊类型疟疾

1）输血疟疾：由输入含有疟原虫的血液引起，常发生于输血后 7 ～ 10 日，具有潜伏期短、无复发的特点。

2）婴幼儿疟疾：见于 5 岁以下的婴幼儿，起病多呈渐进型，常表现为不宁、厌食、呕吐、热型不规则。

（4）再燃与复发　4 种类型疟疾都有发生再燃的可能性，原因是红细胞内仍残存疟原虫，多见于病后 1 ～ 3 周，且可多次出现。间日疟、卵形疟于病愈半年后再次发作，称为复发，与肝细胞内迟发型子孢子仍存在有关。

2. 并发症

（1）黑尿热　常见于恶性疟引起的急性血管内溶血，主要表现为急起寒战、高热、腰痛、贫血、黄疸、酱油色尿、肝脾肿大，严重者可致急性肾衰竭。

（2）其他　恶性疟可出现急性肾衰竭、肺水肿、肝功能不全等。

3. 心理 - 社会状况　本病病程长，临床上患者有不同程度的不良情绪：疟疾初次发作时，因起病急，患者常感恐惧；寒战、高热时，患者精神萎靡；反复发作时常有焦虑等表现。

（三）辅助检查

1. 血常规　白细胞正常或减少，单核细胞增多，多次发作后，可有红细胞、血红蛋白下降，网织红细胞增多。

2. 疟原虫检查　是确诊的依据。①外周血涂片（薄血膜涂片或厚血膜涂片）：血涂片染色查疟原虫（图 4-8）是确诊的最可靠方法，最好在发作后 6 小时内采血。厚片可增加阳性率，薄片可鉴定疟原虫种类。②骨髓穿刺涂片：阳性率高于外周血涂片。

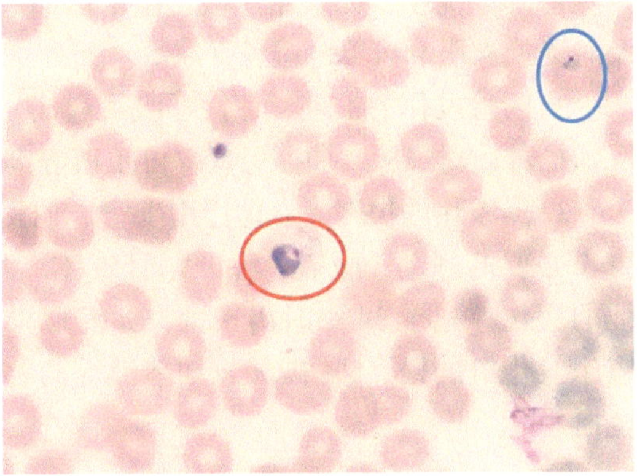

图 4-8　疟原虫外周血涂片

3. 血清学检查　酶联免疫吸附试验（ELISA）具有方便、快速、敏感的特点。由于抗疟抗体在感染后 3 ～ 4 周出现，4 ～ 8 周达高峰，以后逐渐下降，因而对疟疾的回顾性诊断、流行病学调查有一定辅助价值。

4. 其他检查　DNA 探针杂交法、PCR 技术等，敏感性强，具有较高的特异性。

三、治疗要点

治疗原则为病原治疗的同时配合对症治疗，积极防治各种并发症。氯喹对红细胞内各种疟原虫的无性体均有较强的杀灭作用，是控制发作的首选物，伯氨喹能杀灭肝细胞内的速发型和迟发型疟原虫，有病因预防和防止复发的作用。如对氯喹耐药，可选用甲氟喹、磷酸咯萘啶、青蒿素，并加服伯氨喹。凶险型疟疾发作需快速、足量应用有效的抗疟药物，尽快静脉滴注给药，如氯喹、奎宁等。

四、主要护理诊断 / 问题

1. 体温过高　与疟原虫感染、大量致热原释放入血有关。
2. 活动耐力下降　与发热、出汗、贫血等有关。
3. 营养失调：低于机体需要量　与疟原虫致大量红细胞破坏有关。
4. 潜在并发症：黑尿热、肾衰竭、呼吸衰竭等。

五、护理措施

（一）一般护理

1. 隔离与休息　执行虫媒隔离，急性期患者症状消失后可解除隔离，病房应有防蚊措施，如灭蚊器、蚊帐等。发作期卧床休息，减少活动。

2. 饮食护理　能进食者给予高热量流质或半流质饮食，呕吐、不能进食者静脉补充液体。发作间歇期，给予高热量、高维生素、高蛋白、富含铁质的食物，补充消耗、纠正贫血。

（二）病情观察

1. 监测生命体征，尤其注意体温，及时记录体温变化及热型。
2. 观察皮肤、黏膜的颜色及红细胞、血红蛋白、网织红细胞计数等实验室检查结果。

3. 密切观察有无头痛、呕吐、谵妄、抽搐及昏迷等凶险发作征象。

4. 观察黑尿热的征象，一旦出现寒战、高热、腰痛、酱油样尿等，立即报告医生。

（三）对症护理

1. 发热的护理　发冷时注意保温，应加盖棉被、热水袋保暖等。体温超过39℃应予以降温处理，以物理降温为主，如采用冷敷、温水擦浴、温水灌肠等，必要时采用药物降温。出汗后用温水擦浴，及时更换衣服和床单，避免受凉。

2. 凶险发作的护理　保持呼吸道通畅，做好气管插管、气管切开、人工呼吸器等物品准备，配合医师抢救。对惊厥、抽搐患者，可予镇静剂，并加床挡保护。昏迷患者防止压疮。

3. 黑尿热的护理　立即停用奎宁、伯氨喹等易诱发溶血反应、导致黑尿热的药物。严格卧床，减少不必要的搬动，吸氧，保证每日液体入量3000～4000ml，每日尿量不少于1500ml。注意生命体征的变化，记录24小时出入量，如发现少尿或无尿等急性肾衰竭表现，按急性肾衰竭护理。遵医嘱应用氢化可的松、5%碳酸氢钠溶液等药物，减轻溶血和肾损害。贫血严重者遵医嘱少量多次输新鲜全血。

（四）用药护理

遵医嘱使用各种药物，密切观察药物疗效及不良反应，奎宁的主要不良反应为食欲减退、耳鸣、疲乏、头晕；此外，可发生血小板减少，敏感的患者甚至小剂量即可出现血小板减少、急性血管内溶血伴肾损害或肾衰竭。氯喹和奎宁静注可引起心脏传导阻滞及血压下降，严重者出现心脏骤停，老年人和心脏病患者慎用，使用时应控制静脉滴注速度，以每分钟40～50滴为宜，并监测血压、脉搏改变，如有严重反应者应立即停止滴注。联合应用伯氨喹时注意有无头晕、恶心、呕吐、发绀等不良反应，一旦出现严重毒性反应，应立即停用上述药物并报告医生进行处理。葡萄糖-6-磷酸脱氢酶缺乏症患者，应避免使用诱发溶血反应的药物，如奎宁、伯氨喹、阿司匹林等。

（五）心理护理

与患者进行良好的沟通，在治疗、护理中注意向患者及其家属介绍疾病相关知识，加强患者对疾病的了解程度，对患者提出的问题应积极、耐心地解释，使患者积极配合治疗及护理，减轻或消除紧张、焦虑情绪，树立战胜疾病的信心。

六、健康教育

（一）预防知识宣教

加强对患者的管理和治疗，加强流动人口管理，防止传染源输入，对近1～2年有疟疾史及带虫者，应在流行高峰前给予抗复发治疗，一般选用乙胺嘧啶或氯喹与伯氨喹联合应用。做好防蚊灭蚊工作，清除按蚊幼虫滋生场所及使用杀虫药灭蚊。防蚊叮咬，设置纱门纱窗，使用蚊帐，皮肤暴露部位涂抹驱蚊药物。高疟区人群或外来人员，可预防性服用乙胺嘧啶。

（二）相关知识教育

对患者、家属及社区人群进行疟疾病因、临床表现、诊治方法等知识教育，提高人群对疟疾的认识水平。指导患者坚持服药，正确认识药物副作用、复发原因等，以求彻底治愈。治疗后应定期随访，有反复发作时，应每3个月随访一次，直至2年内没有复发为止。

（徐爱秋　陈典洁）

目标检测

A1/A2 型题

1. 钩端螺旋体病的主要传染源是（　　）
   A. 患者　　B. 犬
   C. 蚊虫　　D. 鼠类和猪
   E. 牛羊
2. 钩端螺旋体病的传播途径主要是（　　）
   A. 虫媒叮咬　　B. 皮肤接触疫水
   C. 进食污染的食物　　D. 接触患病动物
   E. 呼吸道传播
3. 蔡某，男，45 岁，诊断为钩端螺旋体病，用青霉素 80 万 U 肌内注射，4 小时后突然出现畏寒、寒战、体温骤升。应首先考虑（　　）
   A. 过敏性休克　　B. 心肌炎
   C. 合并败血症　　D. 颅内压增高
   E. 赫氏反应
4. 肠外阿米巴病中最常见的是（　　）
   A. 阿米巴脑脓肿　　B. 阿米巴肝脓肿
   C. 阿米巴肺脓肿　　D. 阿米巴腹膜炎
   E. 阿米巴胸膜炎
5. 普通型急性肠阿米巴病的粪便呈（　　）
   A. 暗红色果酱样大便　　B. 白色陶土样便
   C. 鲜红脓血便　　D. 黄色水样便
   E. 蛋花样便
6. 传播疟疾的主要媒介是（　　）
   A. 恙螨　　B. 褐家鼠　　C. 按蚊
   D. 体虱　　E. 白蛉子
7. 患者，女，33 岁，出现畏寒、寒战、高热，大汗后缓解，隔日发作一次，病程 1 周。血常规：WBC 5.5×10^9/L，N 0.71，RBC 2.5×10^{12}/L，Hb 90g/L。患者 30 天前（8 月份）曾去海南旅游 2 周。该患者最可能的诊断是（　　）
   A. 疟疾　　B. 伤寒　　C. 流脑
   D. 结核　　E. 败血症
8. 患者，女，35 岁，诊断为疟疾典型发作。发作时的特点描述错误的是（　　）
   A. 突起寒战
   B. 体温可达 40℃
   C. 高热期面色苍白，皮肤如“鸡皮样”
   D. 出汗后体温逐渐下降
   E. 间歇期体温正常

实 训

实训一 传染病科室工作进出流程

【实训目的】 掌握传染病科的设置、分区、穿脱行走流程。

【实训物品】 工作服、工作鞋、医用外科口罩、圆帽、隔离衣、手套、洗手设备。

【实训内容】

1. 设置通道 清洁通道（医护专用通道）、污染通道（患者专用通道）。

2. 分区 分为清洁区（更衣间、医护值班室）；半污染区（医生办公室、护士站、治疗室、库房）；污染区（病房、污物处置间）。

3. 穿脱行走流程 从清洁通道进入更衣室→更衣（穿工作服、工作鞋）→洗手→戴医用外科口罩、圆帽→进入半污染区工作→穿隔离衣、戴手套→进入污染区工作→洗手→脱手套、隔离衣→出污染区→洗手→脱工作服、工作鞋→洗手→脱医用外科口罩、圆帽→洗手→沐浴更衣（穿便服）→从清洁通道出。

【思考题】

1. 请指出哪里是传染病科室的清洁区、污染区、半污染区？

2. 进入传染病科室穿脱行走的流程是什么？

实训二 传染病科室个人防护技术

【实训目的】 掌握六步洗手法、穿脱隔离衣，了解穿脱防护服、戴摘防护口罩的方法。

【实训物品】 流动水、洗手液（肥皂）、纸巾、隔离衣、医用防护服、医用防护口罩。

一、六步洗手法

【实训内容】

1. 在流动水下，淋湿双手。

2. 取适量洗手液(肥皂),均匀涂抹至整个手掌、手背、手指和指缝。

3. 认真揉搓双手至少15秒，具体揉搓步骤如下所示（实训图2-1）。

（1）掌心相对，手指并拢，相互揉搓。

（2）手心对手背沿指缝相互揉搓，交换进行。

（3）掌心相对，双手交叉指缝相互揉搓。

（4）弯曲手指使关节在另一手掌心旋转揉搓，交换进行。

（5）右手握住左手拇指旋转揉搓，交换进行。

（6）将五个手指尖并拢放在另一手掌心旋转揉搓，交换进行。

4. 在流动水下彻底冲净双手，使用纸巾擦干。

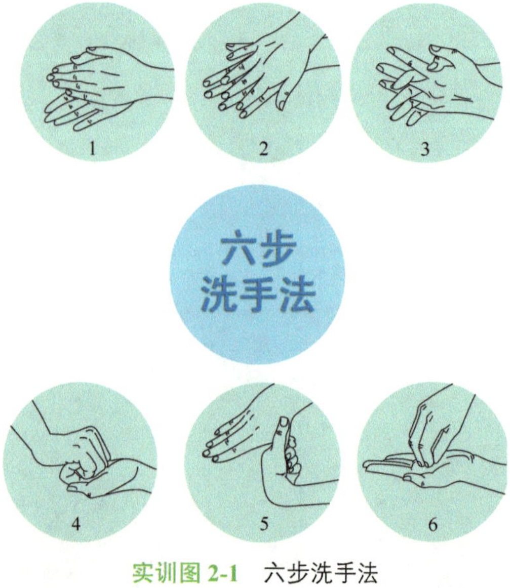

实训图2-1 六步洗手法

二、穿、脱隔离衣

【实训内容】

1. 穿隔离衣的方法（实训图 2-2）

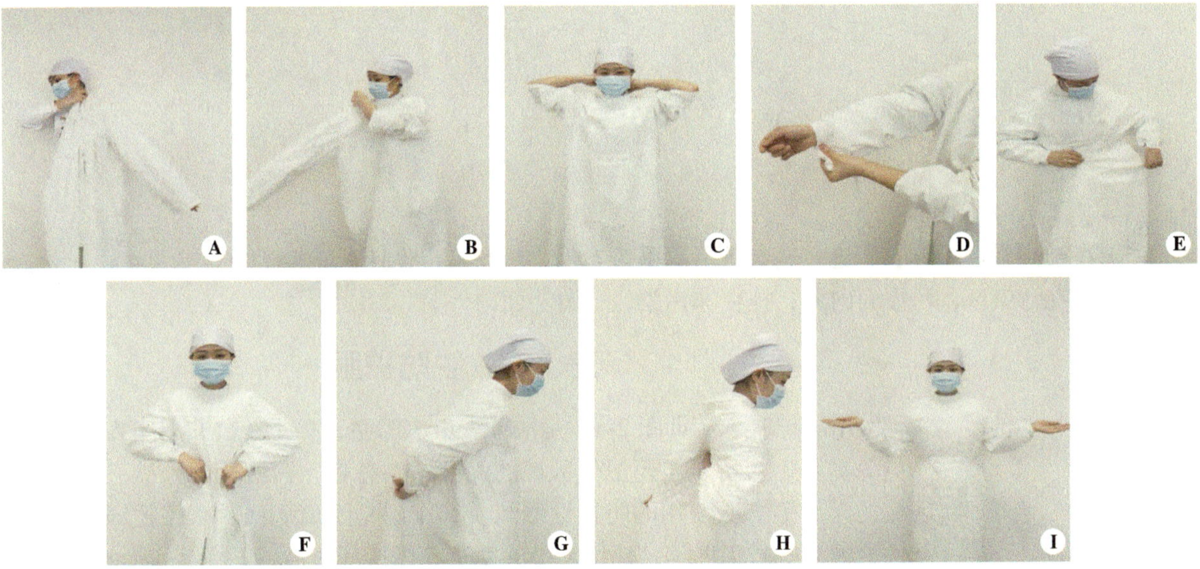

实训图 2-2 穿隔离衣的方法

（1）右手提衣领，左手伸入袖内，右手将衣领向上拉，露出左手。

（2）换左手持衣领，右手伸入袖内，露出右手，勿触及面部。

（3）两手持衣领，由领子中央顺着边缘向后系好领带。

（4）再扎好袖口。

（5）将隔离衣一边（约在腰下 5cm）处渐向前拉，见到边缘捏住。

（6）同法捏住另一侧边缘。

（7）双手在背后将衣边对齐。

（8）向一侧折叠，一手按住折叠处，另一手将腰带拉至背后折叠处。

（9）将腰带在背后交叉，将带子系好。

2. 脱隔离衣的方法（实训图 2-3）

（1）解开腰带，在前面打一活结。

（2）解开袖带，塞入袖袢内，充分暴露双手，进行手消毒。

（3）解开颈后带子。

（4）双手在袖内交替将衣袖脱下。

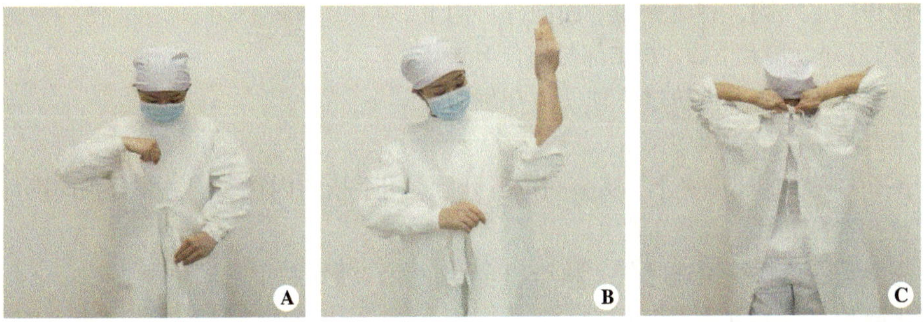

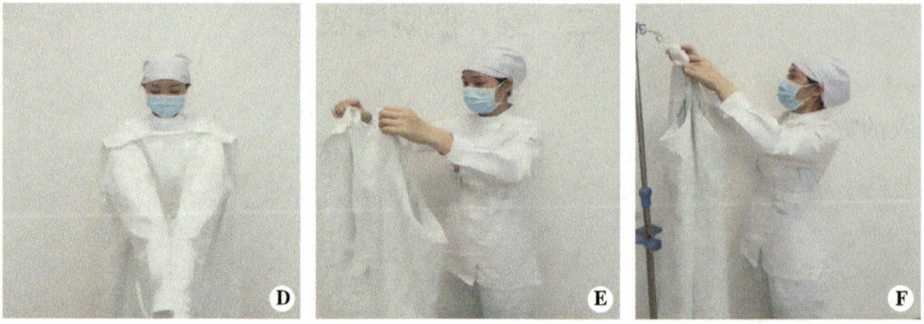

实训图 2-3　脱隔离衣的方法

（5）在袖内对好隔离衣肩缝，提衣领，双手持衣领，对齐衣边，挂在衣钩上。

（6）挂在污染区，污染面向外；挂在非污染区，清洁面向外。

三、穿、脱防护服

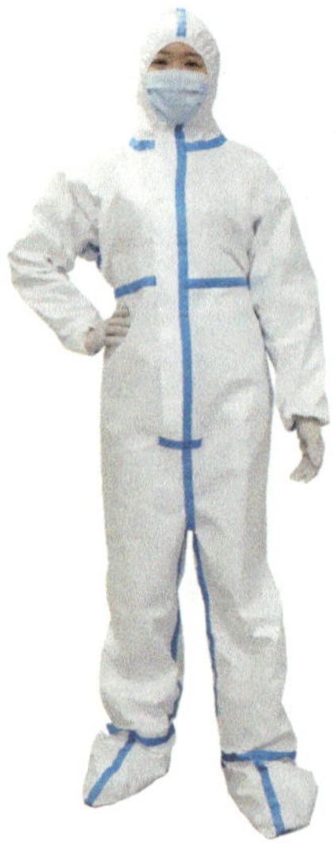

实训图 2-4　医用防护服

医用防护服（实训图 2-4）是医务人员（医生、护士、公共卫生人员、清洁人员等）及进入特定医药卫生区域的人群（如患者、医院探视人员、进入感染区域的人员等）所使用的防护性服装。其作用是隔离病菌、有害超细粉尘、酸碱性溶液、电磁辐射等，保证人员的安全和保持环境清洁。

【前期准备】　穿脱防护服需要两人或两人以上同时进行，以方便相互检查、相互帮助。穿戴前应佩戴一次性帽子、医用防护口罩、分体工作服、内层手套、工作鞋。

【实训内容】

1. 穿防护服的方法　双手抓住防护服的腰部，将防护服的帽子、袖子及裤腿攥在手中，遵循先穿下衣，再穿上衣，然后戴好帽子，最后拉上拉锁的顺序。

2. 脱防护服的方法　先将拉链拉到底，向上提拉帽子，使帽子脱离头部，脱袖子；由上向下边脱边卷，污染面向里，直至全部脱下后放入医疗废物袋内。

四、戴、摘医用防护口罩

医用防护口罩是可过滤空气中的微粒，阻隔飞沫、血液、体液、分泌物等的自吸过滤式口罩，符合《医用防护口罩技术要求》（GB 19083—2010）标准，在规定条件下对 0.3μm 的非油性颗粒的过滤效率不低于 95%。

【前期准备】　戴口罩前着装整洁，戴一次性帽子，清洁双手。

【实训内容】

1. 佩戴医用防护口罩的方法

（1）一手托住口罩外侧，有鼻夹的一面向外、向上。

（2）将口罩罩住鼻、口及下颏，鼻夹部位贴合于鼻梁。

（3）用另一只手将下方系带拉过头顶，放在颈后双耳下。

（4）再将上方系带拉至头顶中部。

（5）将双手指尖放在金属鼻夹上，从中间位置开始，用手指向内按鼻夹，并分别向两侧移动和按压，根据鼻梁的形状塑造鼻夹。

（6）双手完全盖住口罩，快速呼气，检查密合性，如有漏气需重新调整鼻夹。

2. 摘脱医用防护口罩的方法

（1）不要接触口罩外侧（污染面）。

（2）先取下下系带，再取下上系带。

（3）用手仅捏住防护口罩的系带丢至医疗废物容器内。

3. 注意事项

（1）医用防护口罩潮湿后或受到患者血液、体液污染后，应及时更换。

（2）每次佩戴医用防护口罩进入工作区域之前，应进行密合性检查。检查方法：将双手完全盖住防护口罩，快速呼气，若鼻夹附近有漏气，应调整鼻夹，若漏气位于四周，应调整到不漏气为止。

【思考题】

1. 七步洗手法的步骤是什么？

2. 穿、脱隔离衣的方法是什么？

实训三　血源性职业暴露的预防及暴露后的处理

【实训目的】　通过实训增强护生对传染病职业暴露的防护意识及防护能力。

【实训物品】　缝合针、刀片、真空采血器、注射器、手术刀、血管钳、弯盘、锐器盒、乳胶手套、一次性医用外科口罩、护目镜或防护面屏、隔离衣或防水围裙、快速手消液、75% 乙醇或 0.5% 安尔碘、生理盐水、肥皂水或流动水。

【实训内容】

1. 基本概念

（1）职业暴露　医务人员在诊疗、护理等工作中意外暴露于人类免疫缺陷病毒（HIV）等病原体、感染者的血液或体液，或被含 HIV 等病原体的血液、体液污染了的针头及其他锐器刺破皮肤，有可能导致 HIV 等病原体感染。

（2）标准预防　基于患者的血液、体液、分泌物（不包括汗液）、排泄物、非完整皮肤和黏膜均可能具有传染性的原则，针对医院所有患者和医务人员采取的一组预防感染的措施。包括手卫生，并根据预期可能的暴露选用手套、隔离衣、口罩、护目镜或防护面屏，也包括穿戴合适的防护用品处理患者环境中污染的物品与医疗器械。

2. 预防职业暴露的措施

（1）医务人员在进行穿刺、缝合等诊疗操作时，要保证充足的光线，防止被缝合针、刀片等锐器刺伤或划伤。

（2）手术中传递锐器（手术刀、血管钳）建议使用传递弯盘，以免伤到其他人员。

（3）抽血时，建议使用真空采血器；禁止对使用后的注射器复帽，如必须复帽只能用单手复帽；禁止用手直接接触污染的针头、刀片等锐器。

（4）使用后的锐器应当直接放入耐刺、防渗透的锐盒内进行安全处置。

（5）进行有可能接触患者血液、体液的诊疗操作时必须戴乳胶手套，脱去手套后立即洗手或者用快速手消液消毒手。手部发生破损时，戴双层手套。

（6）在诊疗操作中可能发生血液、体液飞溅时，医务人员应当戴具有防渗透性能的一次性医用外科口罩、护目镜及乳胶手套；有可能发生血液、体液大面积飞溅或者有可能污染医务人员的身体时，还应加穿具有防渗透性能的隔离衣或者防水围裙。

（7）处理污物时，严禁用手直接抓取，尤其是不能将手伸入到垃圾袋中向下压挤废物，以免被锐器刺伤。

（8）所有被血液、体液污染的废弃物均焚烧处理。

3. 职业暴露后的处理步骤

（1）伤口紧急处理

1）立即从近心端向远心端将伤口周围血液挤出，禁止挤压伤口局部，避免将污血倒吸入血液循环。

2）用肥皂水和流动水反复冲洗。

3）用 75% 乙醇或 0.5% 安尔碘消毒伤口。

4）包扎伤口。

5）皮肤污染时，立即用肥皂和流动水清洗污染的皮肤，黏膜污染用生理盐水冲洗。

（2）报告与记录　医院应有职业暴露上报系统或表格，医务人员发生职业暴露后及时报告主管部门，报告内容为事故发生的时间、地点、污染物（血液、分泌物、培养物等）、损伤器具类型、器具是否污染、伤口的深浅、有无出血、患者的病毒载量、是否接受治疗、使用何种药物等。

（3）暴露后危险程度评估　根据皮损的程度、深浅，是否穿透血管，暴露源的病毒载量，接触血液、体液的量、时间等评估危险程度。

（4）暴露后的处理

1）污染源为 HBsAg（+）的处理：暴露者未接种过乙肝疫苗或以前接种过乙肝疫苗已知没有反应者或抗体反应未知者，均需立即注射高效价乙肝免疫球蛋白，并全程接种乙肝疫苗；暴露者以前接种过乙肝疫苗已知有反应者（抗 -HBs 阳性）或 HBsAg 阳性者无须处理。在最后一剂乙肝疫苗接种 1 ～ 2 个月后，进行病毒抗体追踪检测。

2）污染源为抗 -HCV（+）的处理：目前没有推荐的预防措施。暴露后立即对抗 -HCV 进行检测，4 ～ 6 周后检测 HCV RNA 病毒载量，4 ～ 6 个月后追踪检测抗 -HCV、丙氨酸转氨酶。

3）污染源为抗 -HIV（+）的处理：暴露者按暴露分级进行预防性抗反转录病毒治疗。在发生职业暴露后尽可能在最短时间内（2 小时内）进行预防性用药，最好不超过 24 小时，但即使超过 24 小时也应服药，发生 HIV 暴露后立即、4 周、8 周、12 周和 6 个月后检测 HIV 抗体。对服用药物的毒性进行监测和处理，观察和记录 HIV 感染的早期症状等。

4）污染源为梅毒螺旋体的处理：发生血源性梅毒接触后当日、3 个月、6 个月各进行血清梅毒抗体检测 1 次。在皮肤科或性病科医生指导下，按早期梅毒治疗方案进行预防用药，如注射苄星青霉素，定期进行血清梅毒抗体检测。

【思考题】

如不慎被乙肝患者用过的针头刺伤出血，紧急处理步骤是什么？

（陈典洁）

主要参考文献

国家卫生健康委员办公厅，国家中医药管理局办公室，2022. 新型冠状病毒肺炎诊疗方案（试行第九版）.[2022-03-15]. http://www.nhc.gov.cn/yzygj/s7653p/202203/b74ade1ba4494583805a3d2e40093d88/files/ef09aa4070244620b010951b088b8a27.pdf.

胡德英，刘晓虹，刘义兰，等，2020. 新型冠状病毒肺炎住院患者心理护理专家共识 . 护理学杂志，35（15）：1-6.

李兰娟，任红，2018，传染病学 . 9 版 . 北京：人民卫生出版社 .

林果为，王吉耀，葛均波，等，2017. 实用内科学 . 15 版 . 北京：人民卫生出版社 .

林丽萍，宝音陶克陶，2016. 传染病护理学 . 4 版 . 北京：科学出版社 .

汪晖，曾铁英，吴欣娟，等，2020. 重型危重型新冠病毒肺炎患者整体护理专家共识 . 中华护理杂志，55（3）：337-342.

殷文武，王传林，陈秋兰，等，2019. 狂犬病暴露预防处置专家共识 . 中华预防医学杂志，53（7）：668-679.

尤黎明，吴瑛，2017. 内科护理学 . 6 版 . 北京：人民卫生出版社 .

曾志励，2018. 传染病护理学 . 北京：科学出版社 .

赵霞，秦艳虹，董盈妹，等，2017. 中医儿科临床诊疗指南・流行性腮腺炎（修订）. 中医儿科杂志，13（1）：1-5.

中国疾病预防控制中心，2016. 狂犬病预防控制技术指南（2016 版）. 中疾控传防发〔2016〕10 号 .（2016-04-21）[2016-04-21].https://www.chinacdc.cn/zxdt/201602/t0201600201_125012.html

中国营养学会“艾滋病病人营养指导”工作组，2019. 艾滋病病人营养指导专家共识 . 营养学报，41（3）：209-215.

中华人民共和国国家卫生和计划生育委员会，2017. 肺结核诊断：WS 288—2017.（2017-12-12）[2017-11-09].http://www.nhc.gov.cn/ewebeditor/uploadfile/2017/12/20171212154852389.pdf.

中华人民共和国国家卫生和计划生育委员会，2017. 结核病分类：WS 196—2017.（2017-12-12）[2017-11-09].http://www.nhc.gov.cn/ewebeditor/uploadfile/2017/12/20171212154717348.pdf.

中华人民共和国国家卫生健康委员会，2020. 流行性感冒诊疗方案（2020 年版）.（2020-10-27）[2020-10-27].http://www.nhc.gov.cn/yzygj/s7653p/202011/a943c67d55c74e589d23c81d65b5e221/files/a671529d4c7b428b88489f71212df083.pdf.

中华人民共和国国家卫生健康委员会，2017. 麻疹诊断：WS 296—2017.（2017-7-24）[2017-07-24].http://www.nhc.gov.cn/ewebeditor/uploadfile/2017/07/20170727145913239.pdf.

中华人民共和国国家卫生健康委员会，2018. 丙型肝炎诊断：WS 213—2018.（2018-03-06）[2018-03-06].http://www.nhc.gov.cn/ewebeditor/uploadfile/2018/03/20180330092842208.pdf.

中华人民共和国国家卫生健康委员会，2019. 布鲁氏菌病诊断：WS 269—2019.（2019-01-02）[2019-01-02].http://www.nhc.gov.cn/wjw/s9491/201905/b109b71e7a624256985b573944b5d292/files/55d653517e924a01bb9aadceea7d93be.pdf.

中华人民共和国国家卫生健康委员会，2019. 流行性脑脊髓膜炎诊断：WS 295—2019.（2019-01-02）[2019-01-02].http://www.nhc.gov.cn/wjw/s9491/201905/c3dec3b7e7cc43a4ae2a6720e0dd29be/files/020125b0cc2a48f2b549e8f27da3d1a1.pdf.

中华人民共和国国家卫生健康委员会，2022. 狂犬病诊疗规范（2021 年版）. 中国实用乡村医生杂志，29（1）：1-4.

中华人民共和国卫生部，2007. 百日咳诊断标准：WS 274—2007.（2007-04-17）[2007-04-17].http://www.nhc.gov.cn/ewebeditor/uploadfile/2014/10/20141010173745664.pdf.

中华人民共和国卫生部，2007. 流行性腮腺炎诊断：WS 270—2007.（2007-04-17）[2007-04-17].http://www.nhc.gov.cn/wjw/s9491/200704/ 38797/files/4b993dfd62834ccda16b8240ab078a00.pdf.

中华人民共和国卫生部，2008. 丁型病毒性肝炎诊断标准：WS 300—2008.（2009-08-04）[2008-12-11].http://www.nhc.gov.cn/ewebeditor/uploadfile/2014/10/20141011154142976.pdf.

中华人民共和国卫生部，2008. 钩端螺旋体病诊断标准：WS 290—2008.（2008-01-16）[2008-01-16].http://www.nhc.gov.cn/wjw/s9491/200801/ 38802/files/d1b729ffb7ab49e48490076a5839d8cb.pdf.

中华人民共和国卫生部，2008. 霍乱诊断标准：WS289—2008.（2008-01-16）[2008-01-16].http://www.nhc.gov.cn/wjw/s9491/200801/38812/files/930619301db74d49a0fd17a0f9a5b457.pdf.

中华人民共和国卫生部，2008. 甲型病毒性肝炎诊断标准：WS 298—2008.（2009-07-29）[2008-12-11].http://www.nhc.gov.cn/ewebeditor/uploadfile/2014/10/20141011154618580.pdf.

中华人民共和国卫生部，2008. 流行性出血热诊断标准：WS278—2008.（2008-02-01）[2008-02-28].http://www.nhc.gov.cn/cms-search/downFiles/461c9ef04d914aad953deea578d9d710.pdf.

中华人民共和国卫生部，2008. 流行性乙型脑炎诊断标准：WS 214—2008.（2009-07-29）[2008-12-11].http://www.nhc.gov.cn/ewebeditor/uploadfile/2014/10/20141011154554184.pdf.

中华人民共和国卫生部，2008. 伤寒和副伤寒诊断标准：WS 280—2008.（2008-02-28）[2008-02-28].http://www.nhc.gov.cn/wjw/s9491/200802/ 38811/files/985f3045d04f4a8a877f23d82be00649.pdf.

中华人民共和国卫生部，2008. 鼠疫诊断标准：WS 279—2008.（2008-02-28）[2008-02-28].http://www.nhc.gov.cn/wjw/s9491/200802/38803/files/d02d5b312e734f189d378fa086a9eb5f.pdf.

中华人民共和国卫生部，2008. 戊型病毒性肝炎诊断标准：WS 301—2008.（2009-08-04）[2008-12-11].http://www.nhc.gov.cn/ewebeditor/uploadfile/2014/10/20141011154030114.pdf.

中华人民共和国卫生部，2008. 细菌性和阿米巴性痢疾诊断标准：WS 287—2008.（2008-02-01）[2008-02-28].http://www.nhc.gov.cn/cms-search/downFiles/9c939b0b5de04a14be37e02421adc661.pdf.

中华人民共和国卫生部，2008. 猩红热诊断标准：WS 282—2008.（2008-02-28）[2008-02-28].http://www.nhc.gov.cn/wjw/s9491/200802/38805/files/2c4dd2444eb24922afca4bb3abed613c.pdf.

中华人民共和国卫生部，2008. 乙型病毒性肝炎诊断标准：WS 299—2008.（2009-7-29）[2008-12-11].http://www.nhc.gov.cn/ewebeditor/uploadfile/2014/10/20141011154207296.pdf.

中华人民共和国卫生部，2009. 医院隔离技术规范：WS/T 311—2009.（2009-04-23）[2009-04-01].http://www.nhc.gov.cn/wjw/s9496/200904/40116/files/3f2c129ec8d74c1ab1d40e16c1ebd321.pdf.

中华人民共和国卫生部，2015. 疟疾的诊断：WS 259—2015.（2015-12-08）[2015-11-16].http://www.nhc.gov.cn/ewebeditor/uploadfile/2015/12/20151208094408183.pdf.

目标检测选择题参考答案

A1/A2 型题

第 1 章

1. A 2. E 3. C 4. A 5. D 6. B 7. E 8. A 9. C 10. A 11. D 12. C 13. D 14. C 15. A 16. E

第 2 章

1. A 2. D 3. B 4. D 5. D 6. E 7. D 8. D 9. E 10. B 11. C 12. A 13. D 14. B 15. E 16. A 17. E 18. D 19. A 20. B 21. D 22. A 23. C 24. C 25. D 26. B 27. A 28. D 29. B 30. C 31. A 32. B 33. C 34. A 35. C 36. D 37. C 38. E 39. D 40. C 41. C 42. E 43. D 44. C 45. A 46. A 47. C 48. C 49. A 50. B 51. C 52. E 53. C 54. B 55. E

第 3 章

1. A 2. E 3. D 4. D 5. A 6. C 7. A 8. C 9. B 10. A 11. C 12. C 13. B 14. D 15. E 16. C 17. E 18. B 19. E 20. C 21. E 22. D 23. B 24. A 25. D 26. D 27. E 28. D 29. B 30. E 31. C 32. A 33. D

第 4 章

1. D 2. B 3. E 4. B 5. A 6. C 7. A 8. C